EDITORA AFILIADA

Dados Internacionais de Catalogação na Publicação (CIP)
(Câmara Brasileira do Livro, SP, Brasil)

Hemsy de Gainza, Violeta
  Conversas com Gerda Alexander : vida e pensamento da criadora da eutonia / Violeta Hemsy de Gainza ; tradução Cintia Avila de Carvalho ; revisão técnica Eugênia Thereza de Andrade. — São Paulo : Summus 1997.

Título original: Conversaciones con Gerda Alexander.
Bibliografia.
ISBN 85-323-0560-1

1. Alexander, Gerda 2. Autopercepção 3. Expressão corporal 4. Imagem corporal 5. Relaxamento I. Andrade, Eugênia Thereza de. II. Título.

96-4755
CDD-152
-152.1

Índices para catálogo sistemático:
  1. Autopercepção : Psicologia fisiológica 152.1
  2. Corpo : Imagem : Psicologia fisiológica   152
  3. Eutonia : Psicologia fisiológica   152.1
  4. Imagem corporal : Psicologia fisiológica   152

Violeta Hemsy de Gainza

CONVERSAS COM GERDA ALEXANDER

Vida e pensamento da criadora da **Eutonia**

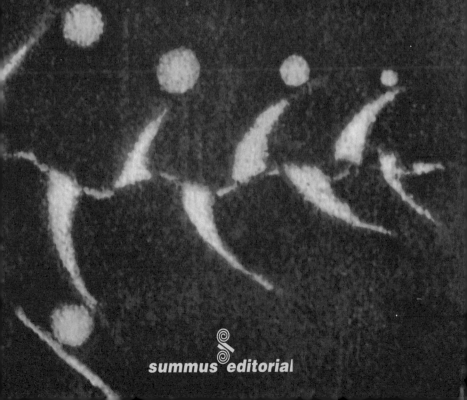

summus editorial

Do original em língua espanhola .
Conversaciones con Gerda Alexander
Copyright © de todas as edições Editorial Paidos, S.A.I.C.F.
Defensa 599 - ler. piso - Buenos Aires

Tradução de:
Cintia Avila de Carvalho

Revisão Técnica de:
Eugênia Thereza de Andrade — Jogo Estúdio

Capa de: Silvio Dworecki

Proibida a reprodução total ou parcial
deste livro, por qualquer meio e sistema,
sem o prévio consentimento da Editora.

Direitos para a língua portuguesa
adquiridos por
SUMMUS EDITORIAL LTDA.
Rua Cardoso de Almeida, 1287
05013-001 - São Paulo, SP
Telefone (011) 872-3322
Caixa Postal 62.505 - CEP 01214-970
que se reserva a propriedade desta tradução

Impresso no Brasil

Este livro foi possível graças à colaboração desinteressada de Eva Kantor, Frances Wolf, Enrique Gainza e Ana C. de Galante. Também ao apoio entusiasta de Rosa e Rodolfo Zubrisky. Mas, sobretudo, à amizade e ao fervor eutônicos de Gerda Alexander.

SUMÁRIO

Apresentação à edição brasileira 9
Introdução 13
Os primórdios da eutonia 21
Vida, enfermidade, família 28
Tônus muscular — posições de controle 34
Contato 47
Pele e radiação 53
Inventário — Tratamentos 65
Reflexo postural e transporte 72
Ossos e músculos 86
Movimento antecipado — *Gliding bones*. Estudos do movimento 94
Pedagogia da eutonia 109
Músicos e outros temas 115

APÊNDICE

Eutonia significa equilíbrio de tensões
Gerda Alexander 129

A eutonia, fundamento da educação rítmica
Gerda Alexander 140

Testemunho
Charlotte Blensdorf Mac Jannet 146

A Escola Gerda Alexander 151

Associação Internacional de Eutonia Gerda Alexander (AIEGA)............ 158

Primeiro Congresso Internacional sobre Relaxamento e Reeducação
do Movimento Funcional 161

Curriculum Vitae 164

Bibliografia especializada 171

Apresentação à edição brasileira
Conversas: ousadia da criação

Num setembro, há muitos anos, veio fazer-me visita uma ilustre argentina. Professora de música, amiga de minha mestra Patricia Stokoe. Lembro-me dos *regalos* de Patricia: desenhos de filhas para filhas, livros, *alfajores*, mas o mais significativo foi a oportunidade de conhecer Violeta de Gainza.

Não parecia estar ali uma das maiores professoras de música do mundo, tal a sua simplicidade. Eu a conhecia de livros e de tê-la visto um dia tocando, ao piano, canções de ninar de Villa Lobos.

Violeta vestia uma saia e uma blusa branca com flores vermelhas, bordadas à mão. Talvez usasse um xale. Uma pessoa muito peculiar. Mulher de magro moreno e nítida discreção. Logo notei suas observações argutas.

Naquele encontro, tive a certeza de que vivia um momento especial e único. Eram tempos em que nos dedicávamos à prática e ao estudo da eutonia de Gerda Alexander. Jamais poderia imaginar que um dia fosse ela, aquela ali, a desvendar os princípios da eutonia.

Violeta de Gainza escreveu livros fundamentais sobre ensino de música, dentre eles: *Estudos de psicopedagogia musical* (Summus) e *Importancia de la eutonía en la formación de los músicos* (Paidós). Criou, com sensibilidade e inteligência, condições para fazer de *Conversas com Gerda Alexander* um espaço de revelação.

Gerda fala aqui de sua história; enfermidades e curas, como jamais o fizera. Conta-nos como chegou até ela a notícia de que o Dr. Barry Wike,* num congresso em Copenhague em 1977, explicou, por meio dos *mecanor-*

---
*Diretor da unidade neurológica do Colégio Real de cirurgiões da Inglaterra em Londres. Supervisor de pesquisas neurológicas em muitos países.

receptores, o êxito de sua eutonia nos tratamentos de quadriplégicos e crianças com hipotonia severa.

No seu livro *Eutonia* (Martins Fontes), Gerda explica que sabia exatamente o *quê* e *como* fazia, porém, não o *porquê* da cura. Contudo, tinha certeza de que não poderia esperar a explicação científica para, aí sim, realizar suas pesquisas.

A ousadia de Gerda Alexander é aquela própria dos grandes criadores, sejam artistas ou cientistas. Criou jeitos de se mover sem esforço e nesse inventar fez descobertas importantes, para si e para o mundo. Sua obra é pioneira, adiantou-se curando. A ciência alcançou-a posteriormente para justificá-la e ampliar-lhe as possibilidades.

Este livro diz muito de Gerda, mas diz também de Violeta. Em cada uma de suas perguntas está contido um cabedal enorme de conhecimentos. É um raro produto e o talento é de ambas. Se Violeta não conhecesse bem a eutonia, não poderia fazer perguntas tão específicas. Não houvesse entre as duas um vínculo de amizade e confiança, jamais se estabeleceria o *contato*, necessário à permeabilidade de um saber que se transmite via percepção.

Não foi por acaso que uma grande amizade uniu Violeta de Gainza, Patricia Stokoe e Gerda Alexander. Três grandes criadoras, grandes mestras.

Beneficiando-nos diretamente da criação de Gerda. Violeta incorporou esse conhecimento à sua prática de musicista; Patricia, à sua Expressão Corporal, dando o nome de Sensopercepção, e eu, à Expressão Corporal e ao Teatro.

Em 1974, quando da criação do Jogo Estúdio, em São Paulo, com a presença de Patricia Stokoe, trazendo os princípios da eutonia de Gerda Alexander, introduzimos novos recursos para o nosso fazer: bolinhas de tênis, bambus, desenhos de corpos, depois o esqueleto e o Atlas de anatomia. Começávamos também a falar de imagem e consciência corporal. Naquele momento, tudo isso era novo e instigante. Ficava claro para nós o quanto era importante e enriquecedora a aquisição desses conhecimentos e quão valiosa era a eutonia como pedagogia terapêutica e técnica auxiliar das linguagens artísticas.

Dificilmente, hoje, no Brasil, faz-se educação física, esporte, terapia, fisioterapia, teatro e dança sem se falar de pontos de apoio, tônus, contato e estrutura óssea.

É fundamental registrar que a eutonia de Gerda Alexander não se identifica com técnicas corporais de condicionamento ou práticas de *energias exotéricas*, sejam elas introspectivas ou de gênero catártico; ao contrário, implica uma atitude de *permanente consciência*.

Este livro é daqueles raros. Destina-se a todos que trabalham com a saúde ou buscam-na para si, artistas que têm sua matéria-prima na percepção, e os que não se identificam com práticas mistificadoras, sejam elas corporais ou psicológicas.

O corpo é único; podemos aprender isso com Henri Wallon, Merleau-Ponty, Rudolf Laban, Freud, Stanislavski, Melanie Klein e Gerda Alexander. Caminhos diversos de trilhas intrincadas para chegar à Sensopercepção de que o corpo é a pessoa.

Gerda descobriu sua unidade corporal por meio de um imenso sofrer e sublimou a frustração de não poder dançar. Espero que sua generosa energia e consciência possam impregnar a todos aqueles que se beneficiam de sua criação: a eutonia.

A Violeta de Gainza, que empreendeu essa linda tarefa, desejo que o livro repita, no Brasil, o sucesso da Argentina.

São Paulo, setembro de 1995

Eugênia Thereza de Andrade

INTRODUÇÃO

Acredito que a eutonia tenha menos a ver com *o que se faz* do que com o *como se faz*: é um enfoque profundo de processos e necessidades inerentes à natureza do ser humano.

Como procedem aqueles que fazem as coisas naturalmente bem, sem se cansar, quer se trate de nadar, tocar um instrumento ou executar um exercício físico qualquer? Que mecanismos põem — talvez inconscientemente — em funcionamento?

Para a eutonia interessa o conhecimento e o estudo desses processos objetivando torná-los conscientes. Não apenas os adultos, mas também as crianças — mesmo as muito pequenas —, influenciados pelos exemplos lastimáveis que vêem ao seu redor, são vítimas de um estilo de vida cada vez mais agitado, exigente e antinatural, e sofrem de tensões crônicas. A eutonia é um método que aponta diretamente para a profilaxia e, especificamente, para a solução desse tipo de problema que não pode ser considerado como unicamente corporal, pois afeta a vida e todo o desenvolvimento do indivíduo.

O sintoma da tensão — o aumento desmedido ou as anomalias funcionais do tônus muscular — é atacado de frente e com lucidez pela eutonia, que não se propõe a baixar de forma abrupta o tônus exageradamente alto, no estilo do relaxamento tradicional, mas restabelecer a flexibilidade funcional do mecanismo da variação do tônus. Trata-se de obter um tônus ótimo para a vida cotidiana e para a ação específica e, ao mesmo tempo, de restabelecer a capacidade de variá-lo naturalmente de acordo com cada circunstância.

Basta observar a conduta dos animais para entender essas questões, tão simples na realidade, mas que pareciam ter se tornado muito complexas para o homem ocidental. Um cachorro ou um gato — mas não um cavalo durante uma corrida — nos ensinam como proceder para não gastar desnecessariamente nossa energia. Nunca os veremos tensos, tampouco relaxados, mas com um tônus intermediário equilibrado com o qual enfrentam os habituais movimentos cotidianos. Desse *tônus médio* que lhes permite estar, olhar, caminhar, sentar-se, parar, mudar de orientação, passarão a um mais elevado em circunstâncias de expectativa, ao observar algo novo, ao colocar-se, diante do perigo, em uma posição de defesa, que quase nunca dura mais que uns instantes, e — diferentemente do que ocorre com o homem — nunca uma parte de seu corpo permanecerá isolada das restantes. O tônus também diminuirá no momento de entregar-se ao descanso e ao sono.

A partir da idéia matriz da eutonia — a busca do tônus muscular ótimo para a vida e para a ação — agrupam-se os demais temas fundamentais. Na eutonia, surpreende a naturalidade do recurso que constitui — quase poderíamos dizer — o eixo operativo do método: o *contato* como fonte ou origem da energia e, como conseqüência, a *permeabilidade*, ou seja, a circulação dessa mesma corrente de energia entre dois ou mais pontos nos quais existe consciência corporal. Além disso, a possibilidade de "deixar passar" esse impulso, qualquer que seja a sua magnitude.

Em torno desses dois pilares — *contato* e *permeabilidade* — arma-se a constelação de práticas eutônicas, em uma sucessão natural de descobertas que, como explicou a criadora em alguns momentos de nossas conversas, se deram espontaneamente sem que tivesse sido proposta a sua busca.

Gerda Alexander refere-se nestas páginas à gênese de cada uma dessas descobertas: Como chegou a pensar no *contato*, na importância do *reflexo postural*, do *transporte*, do *prolongamento* e na *irradiação de energia* a partir do corpo? E no *teste da imagem corporal*, nos *microestiramentos*, nas *posições de controle* e tantos outros aspectos fascinantes de seu sistema?

Apesar de haver me aproximado da eutonia como musicista e pianista há exatamente doze anos, depois de muitos contatos com diversas técnicas e enfoques do movimento corporal, o enriquecimento que significou para mim o conhecimento dessa disciplina original, por intermédio de sua criadora, manifestou-se, poderíamos dizer, em todos os aspectos de minha vida pessoal e profissional. As bases amplas da eutonia ajudaram-me a integrar, corrigir e compreender os mecanismos gerais e, sobretudo, captar os princípios básicos do funcionamento da energia corporal, pois na eutonia não existem estereótipos de comportamento e a verdadeira especificidade é a atitude de observação e proprioceptividade que permite obter uma vivência mais profunda das sensações corporais.

Gerda Alexander é uma jovem que acaba de completar 75 anos. À agudeza e profundidade, familiares aos leitores de sua obra, devemos acrescentar alguns traços que aparecem com nitidez no trato pessoal: seu entusiasmo, simpatia e jovialidade, sua naturalidade e desenvoltura de movimentos — uma verdadeira propaganda do método —, sua capacidade projetiva e sua intuição quase divinatória na comunicação individual ou grupal, sua facilidade com a palavra e a copiosa fluidez de suas imagens, e, finalmente, seu senso de humor...

Recentemente tive a satisfação de vê-la viver e atuar em sua casa-escola em Copenhague, rodeada por colegas eutonistas de todas as idades, formados por ela, e também por jovens alunos, vindos de toda a Europa e América, ávidos para ouvir e conhecer as críticas e comentários de seus trabalhos de exploração e investigação corporal.

Conheci Gerda Alexander no mês de julho, em Moscou, durante a realização de um congresso bianual da Sociedade Internacional de Educação Musical (ISME). Um pequeno e seleto grupo de educadores musicais havia se reunido na hora do chá para a reunião informal combinada por Rodolfo Zubrisky, presidente da Sociedade Argentina de Educação Musical, em uma das elegantes confeitarias da avenida que passa pelo Kremlin. Tratava-se de estabelecer contato com algumas personalidades que poderiam ser convidadas para participar do Seminário Internacional da ISME, que se realizaria em Buenos Aires, em 1971. Ali estavam, entre outros, Charlotte Mac Jannet (Genebra), pioneira do método Dalcroze na Europa, Frances Weber Aronoff, da Universidade de Nova York, e Gerda Alexander, da Dinamarca.

Assim que fiz contato com Gerda, sentada ao meu lado, que até o momento havia permanecido silenciosa enquanto se desenvolvia a conversa geral, senti-me duplamente fascinada: por sua atraente personalidade e, sobretudo, pelo tema apaixonante, desconhecido para mim até então, de suas investigações sobre o *tônus ótimo* ou o equilíbrio do tônus muscular. Senti que havia encontrado o fio de algo que estava procurando há tempo.

Em julho de 1971, Gerda Alexander chegava pela primeira vez a Buenos Aires, para dar um curso sobre eutonia nas Terceiras Jornadas e Segundo Seminário Internacional de Educação Musical. Esse foi o início de uma crescente aproximação profissional e, sobretudo, de uma intensa relação humana que rapidamente se estendeu para um amplo grupo de amigos e admiradores de Gerda Alexander e de sua criação: a eutonia.

Desde então, a comunicação tem aumentado e fortaleceu-se cada vez mais por meio do permanente contato epistolar, do amplo estudo de livros e documentos de todos os tipos, e de novos encontros pessoais. Gerda retornou a Buenos Aires para dar cursos e seminários em 1978 e em 1980; voltamos a nos ver quando se realizaram os congressos internacionais de Londres, Canadá (1978), Montreux (1976), Varsóvia (1980); de minha parte, assisti, em 1976, como sua convidada, durante uma semana, ao curso de verão em Talloires, junto ao lago de Annecy (Alpes franceses), dedicado ao grupo internacional de eutonistas.

Quando realizou sua última visita a Buenos Aires, em 1980, sugeri a Gerda que pusesse em um novo livro as interessantíssimas observações com as quais invariavelmente matiza e dá sabor muito especial a suas aulas e conversas. Disse-me que sua vida atual, plena de viagens e compromissos profis-

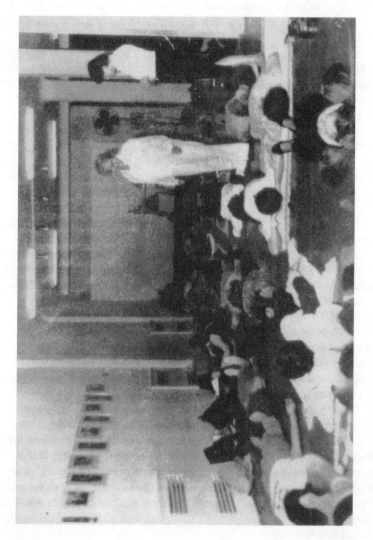

Curso de eutonia organizado pela Sociedade Argentina Musical, Buenos Aires, 1980

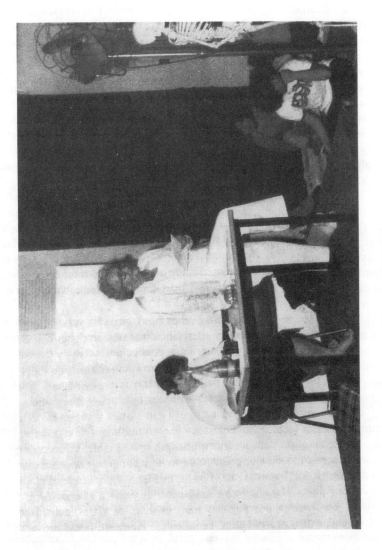

Buenos Aires, 1980

sionais, não lhe permitiria a menor pausa para levar a cabo um projeto desse tipo. Então aconselhei-a a pedir a algum colega ou amigo, na Dinamarca, que a entrevistasse e gravasse as conversas; às vezes se obtêm resultados muito bons sem que o especialista invista um tempo considerável. Recordei-lhe o interesse e sobretudo o valor prático de um livro como *Conversaciones con Stravinsky*, de Robert Craft. Com a rapidez e a espontaneidade que a caracterizam disse: "Façamo-lo já". Acabava de chegar a Buenos Aires e tínhamos pela frente duas semanas muito intensas de aulas, atividades sociais, encontros profissionais. Pensei que o projeto nesse momento era impraticável por muitas razões: a falta de tempo (minhas aulas habituais continuariam normalmente durante estes dias); além disso, a vida familiar, a participação nos seminários de Gerda, o fato de termos de nos comunicar — como de costume — em línguas que não eram as nossas (inglês e francês). Porém, evidentemente, o desejo de que outros pudessem compartilhar essas instrutivas, inesgotáveis, em alguns momentos apaixonantes, conversas com Gerda Alexander deu-me ânimo para empreender a tarefa.

A partir do dia seguinte levei comigo, para todos os lugares, o gravador portátil. Gravei praticamente todas as nossas conversas ao longo dessas semanas. Respeitei a objeção, já tradicional em Gerda e seus eutonistas, à realização de gravações durante o desenvolvimento das aulas. Porém, era realmente lastimável perder seus comentários espontâneos, sempre diferentes, cheios de espírito e humor, diante dos alunos. Assim, uma de minhas tarefas consistia em não me distrair para pedir-lhe em seguida que repetisse ou voltasse a esclarecer alguns desses interessantes temas.

Quando Gerda partiu, tinha em minhas mãos várias fitas gravadas em inglês e francês. Às vezes, ela continuava falando neste último idioma, depois de haver conversado com amigos que não conheciam nem o inglês nem o alemão (língua materna de Gerda). Eu a deixava falar para não interromper o fluxo de suas idéias, em que pese o fato de que havíamos combinado adotar o inglês para nos comunicarmos durante essa experiência compartilhada.

Começou, então, um verdadeiro trabalho de equipe, do qual participaram algumas pessoas mais chegadas ao grupo de amigos de Gerda em Buenos Aires. Eva Kantor dedicou-se, com uma devoção fora do comum, a transcrever, nesse mesmo verão, nossas conversas. Logo enviei uma cópia dos originais para Gerda com o objetivo de esclarecer certas dúvidas e completar alguns pontos. Ficou a meu encargo a "colagem" definitiva e a organização geral, inclusive a seleção dos dados e documentos que integrariam o Apêndice, destinado especialmente ao leitor ainda virgem nesse tema. Preferi que fosse informado brevemente, e de uma maneira geral, pela mesma Gerda, escolhendo para ele dois de seus trabalhos originais apresentados em congressos internacionais, que até aquele momento estavam inéditos. Finalmente, o original inglês foi traduzido para o espanhol por meu marido, Enrique Gainza, que integra também o grupo de amigos de Gerda e dos admiradores da eutonia.

Foi necessária uma viagem a Copenhague, em dezembro de 1982, para completar este trabalho. Na casa de Gerda encontrei o tempo e a paz que necessitava para terminar e, sobretudo, ordenar um trabalho realizado em momentos dispersos: em seu hotel em Buenos Aires, durante viagens de automóvel, na casa dos Zubrisky, no tempo roubado a seu descanso e ao meu nas úmidas e pesadas tardes que anunciam o verão em Buenos Aires. E também nas frias e escuras noites de Copenhague, do início de dezembro de 1982, estando próximas as comemorações do Natal.

Violeta Hemsy de Gainza

I
OS PRIMÓRDIOS DA EUTONIA

Leis básicas do movimento. Tônus adequado *versus* relaxamento. Observação da conduta dos animais. O jogral Rastelli. Consciência corporal. O corpo expressa.

Violeta de Gainza — Poderia nos explicar, Gerda, os motivos que a levaram a conceber a eutonia?

Gerda Alexander — O início da eutonia encontra-se unido, na realidade, ao meu interesse pelo movimento, que remonta a minha infância. Sempre fui obcecada pela idéia de uma educação para o movimento que não estivesse baseada na imitação. Em um curto período, entre as duas Guerras Mundiais, realizaram-se na Alemanha vários congressos sobre movimento e dança. Ainda que a proposta geral dos trabalhos fosse a descoberta da própria personalidade por meio do movimento, ao presenciar as demonstrações, eu pressentia que cada aluno imitava em maior ou menor grau o estilo de seu mestre. Freqüentemente nos alojávamos nos mesmos hotéis e, no vestíbulo, eu me entretinha reconhecendo os integrantes das várias escolas por seu comportamento ou maneira de caminhar; era evidente que personalidades como Laban, Mary Wigman, Rasalía Chladek e outras não podiam evitar a influência sobre seus alunos quando ensinavam e dançavam.

— Laban já era bem conhecido nessa época?

— Eu conhecia muito bem todo o seu trabalho e o de Mary Wigman, Loheland e outros, por suas demonstrações durante os congressos anuais dedicados ao movimento corporal. Eu pensava que se devia ensinar aos alunos certas leis básicas do corpo que lhes permitiria desenvolverem-se seguindo o seu próprio caminho.

— *Talvez a descoberta dessas leis básicas seja, então, o ponto principal, pois se constituiriam na essência da eutonia, não é verdade?*

— O que primeiro percebi foi que eu mesma usava sempre muita energia para cada coisa. Era inquieta e cheia de entusiasmo. Sempre dançava quando escutava música — meus pais tocavam as obras de Mozart e Beethoven durante várias horas, todos os dias — e quando, aos 7 anos, comecei a ter aulas de rítmica com Otto Blensdorf (um aluno de Jaques Dalcroze), estava decidida a ser bailarina profissional.

Aos 16 anos, depois de várias crises de febre reumática, contraí uma endocardite. Os médicos proibiram-me de realizar qualquer tipo de movimento; não podia sequer vestir-me sozinha. Tive de aprender a mover-me utilizando um mínimo de energia e a descansar antes de estar fatigada. Era impossível, pois, tornar-me bailarina, mas o profundo interesse pelo movimento deu-me a força necessária para terminar os estudos como professora de rítmica Dalcroze na Alemanha e trabalhar posteriormente no ensino do movimento e da música, apesar da afirmação unânime de cardiologistas suecos, dinamarqueses e alemães, que haviam me tratado, de que para sobreviver nunca poderia realizar nenhum esforço.

— *A partir da descoberta da importância de economizar energia, o que pôde descobrir mais tarde?*

— Por meio das observações e estudos que realizei naqueles anos, comprovei que quando se tem uma noção clara do que se quer fazer, o organismo reage de forma reflexa, utilizando exatamente a quantidade certa de energia, com o nível correto de tônus necessário para executar o seu objetivo, desde que os músculos sejam flexíveis e não estejam inibidos pelas tensões habituais. Entre 1921 e 1923, continuei interessada em desenvolver a ginástica moderna. Sublinhava-se a importância do relaxamento. Esse relaxamento não tinha nada a ver com o relaxamento da mente e consistia em balanços, em afrouxar ou sacudir os membros e, principalmente, em permanecer passivo.

— *O que ocorre quando alguém fica passivo?*

— Descansa-se melhor, claro. Porém, logo percebi que fazer coisas de maneira relaxada, como se costumava dizer, era uma estupidez. Qualquer movimento que fazemos — em nossas atividades diárias, em qualquer lugar — requer certa quantidade de energia. A idéia de fazer trabalhar somente os músculos diretamente envolvidos no movimento, enquanto os outros permanecem relaxados, é equivocada: os músculos relaxados têm um tônus demasiadamente baixo e ficam pesados, dificultando a ação dos que trabalham.

O relaxamento é perfeito para descansar, mas para mover-se é preciso encontrar um tônus adequado, ajustado exatamente a cada situação. Dessa forma, o movimento será gracioso e leve. Temos realizado mensurações com um dinamômetro e comprovamos, por exemplo, que pernas com um tônus equilibrado, ou seja, com um tônus intermediário, marcam, ao moverem-se, um nível de vinte quilos a menos que as mesmas pernas com tônus baixo, em estado de relaxamento. O resultado de mover-se com os músculos relaxados é uma pobre economia. Dizer "Toco piano de maneira absolutamente relaxada" é absurdo, pois o que precisamos é de um equilíbrio justo do tônus muscular.

— *O que os músicos chamam de "suspensão" do peso na execução instrumental estaria vinculado, então, de certo modo, à regulação do tônus?*

— Suponho que seja o que chamamos de equilíbrio de tensões. É o nível de tônus adequado para a ação que queremos realizar. Se para interpretar Mozart, por exemplo, relaxam-se os braços ou as mãos, deve-se realizar um grande esforço para moverem-se os dedos. Dificilmente poder-se-á expressar a leveza e a elegância do estilo de Mozart. Ou, se tomamos uma situação da vida cotidiana: uma pessoa corre para alcançar o ônibus. Se ela relaxa, com toda a certeza o perderá. Porém, se rapidamente consegue elevar o tônus de todos os músculos de seu corpo, voará em frente sem ficar exausta.

— *Foi útil para você, no momento em que desenvolvia suas primeiras comprovações, estudar a conduta dos animais?*

— Certamente. Há muito tempo interessava-me por observar os macacos no Jardim Zoológico. Via como costumavam acariciar suas crias com um maravilhoso movimento em câmera lenta e, repentinamente, saltavam ou faziam outra coisa. Ficava horas olhando-os. Nunca se excediam nem moviam-se mais ou menos do que o necessário; do mesmo modo que um gato agachado que espera um rato e salta a distância exata para capturar a sua presa.

Mais tarde, tive outra experiência muito importante: vi Rastelli, o jogral. Era capaz, como os macacos, de passar de um movimento a outro, com grande precisão no que diz respeito à utilização do tempo. Costumava distribuir bolas entre o público, que podia jogá-las de volta. Ele as recebia de volta sobre uma vara fina de madeira que sustentava em sua boca, ou sobre sua cabeça, ou ainda deslizava no solo sobre o estômago, muito rapidamente, porém sempre agarrava a bola. Exibia, também, outras habilidades: podia rodar uma bola de uma mão para outra, por cima das costas, e detê-la, à sua vontade, em qualquer ponto de seu percurso nos braços.

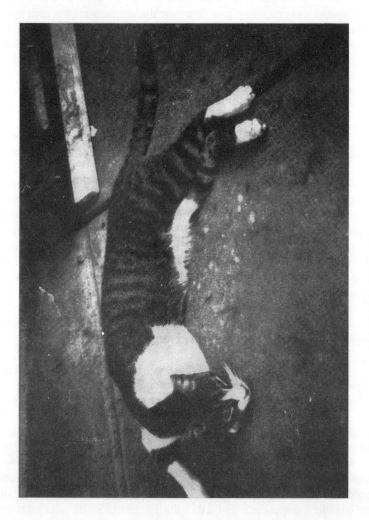

Em atitude de repouso (tônus baixo)

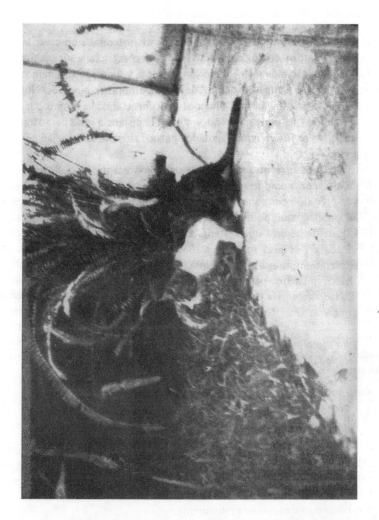

À espreita (tônus alto)

— *Seria interessante saber o que você pensava nesse momento sobre a possibilidade de realização daquelas experiências.*

— Interessavam-me, naquele momento, como um fato. Naquela época, assistia aos cursos pedagógicos na escola de Otto Blensdorf. Estudava rítmica e ao mesmo tempo dava aulas de movimento. Procurei realizar com meus alunos algumas daquelas experiências com a bola. Queria que adquirissem a habilidade de reagir rapidamente, sem estarem preparados, com todo o corpo, a uma bola que vinha de diferentes lugares. Com a rítmica dalcroziana aprende-se a atuar corporalmente mediante a música improvisada, para evitar os modelos de movimento estereotipado que tão freqüentemente ficam incorporados por meio da educação das escolas de dança e ginástica.

— *Voltamos novamente aos diferentes estilos estereotipados.*

— Fico maravilhada em pensar na riqueza de variações que seriam possíveis se cada um se expressasse de um modo pessoal baseando-se nas leis do movimento, na gravidade, na antigravidade e sua manifestação no espaço. Durante meu ensino prático, percebi que raramente encontramos pessoas que realmente sentem o seu corpo e, também, que raras vezes sabem o que estão fazendo. O mais freqüente é que alguém que se propõe a fazer algo concreto realize, de fato, três, quatro ou cinco ações diferentes. Compreendi, então, que o mais importante era estar consciente do que se estava fazendo. Em seguida, observei que poucos professores de ginástica e rítmica eram verdadeiramente conscientes de seus corpos: quadris, pernas, costas, ombros etc. Consciência no impulso e no movimento. Para recuperar a consciência é preciso estar muito atento ao que se faz e sentir: "agora estou fazendo tal ou qual coisa". Ainda que não tenha sido feita muito corretamente, tenho de saber como estou procedendo e o tratamento que devo ministrar.

— *A possibilidade de isolar mentalmente cada parte do corpo é, então, fundamental para a prática da eutonia.*

— Foi apenas mais uma maneira de me aproximar do objetivo. Entre 1920 e 1929 vivi um período maravilhoso na Alemanha. Toda noite podia ver um novo espetáculo de dança e expressão corporal; a possibilidade de expressar algo com o corpo sem a ajuda da música já estava sendo experimentada por muitos bailarinos e escolas de movimento.

Compreendi que se um corpo está livre de falsas tensões e dos habituais movimentos errados, não há necessidade de acrescentar-lhe expressão. O próprio corpo expressa o que a pessoa é nesse momento. Não se pode mentir sem que o corpo também minta; o tom da voz reflete se alguém é sincero ou não. Geralmente, a capacidade de comunicar uma mensagem pessoal fica sepultada sob muitas tensões e movimentos estereotipados adquiridos. Eu não poderia deixar de sentir que o exagero na expressão "agregada" dava ao movimento um caráter histérico. Era insuportável para mim e, ao olhar, perturbava-me.

— *A palavra "expressão" tem estado sempre associada com a afetividade, em vez de ser considerada uma forma integrada de comportamento que inclui o corpo e a mente. Por isso, se dizemos que algo é expressivo, referimo-nos a certa dose de catarse e de exagero. No caso da educação musical, depois de um período de rigidez e de predomínio do intelecto nas diferentes escolas, passou-se a outra concepção de liberdade de expressão baseada, principalmente, na participação em nível afetivo. Somente em uma terceira etapa — a atual, que se gestou na década de 1960 — tratou-se de completar o aspecto expressivo-global, na conduta musical dos alunos, com a consciência mental e, sobretudo, com a consciência corporal, a clara noção do corpo como primeiro instrumento do músico, como fundamento de toda técnica. Parece-me assombroso que você, na década de 1920, tenha estado interrogando-se com tanta lucidez sobre essas questões, já que a busca da integração na educação artística em geral foi produzida mais recentemente.*

— Podemos dizer que uma característica importante do momento atual, no que se refere ao movimento, consiste em descobrir o que é realmente verdadeiro em termos de expressão, a partir da sensação consciente do instrumento, neste caso, o corpo.

II
VIDA, ENFERMIDADE, FAMÍLIA

Infância, Enfermidade. Família. Primeiros mestres. Alemanha no pré-guerra. O nazismo. Início da Escola na Dinamarca. Experiências com crianças deficientes.

— *Quais foram as circunstâncias pessoais, de saúde, de vida familiar, de ambiente que contribuíram em algum sentido para o seu desenvolvimento?*

— Desde os meus primeiros anos de vida tive uma saúde muito precária. Não podia digerir o leite, sofria de crises hepáticas e adoecia com gripe várias vezes a cada inverno, apesar de todos os cuidados de minha mãe. Isso se devia, em parte, à escassez de alimentos na Alemanha durante a Primeira Guerra Mundial. Aos 17 anos, sofri várias crises graves de febre reumática, seguidas de crises cardíacas. Em 1917, tive a oportunidade de ser enviada pelo governo, junto com outras crianças debilitadas, para Montreux, junto ao lago de Genebra, na Suíça, para passar um período de férias. Apesar de haver contraído imediatamente uma hepatite — agravada talvez pelo chocolate, leite e manteiga que nos davam — que me obrigou a permanecer de cama durante cinco semanas, passei uma temporada maravilhosa naquele belíssimo lugar. Da minha cama se viam as montanhas, os Dents du Midi. Duas vezes por semana, as crianças eram convidadas pelas famílias estrangeiras que viviam nos hotéis durante a guerra; para agradecer-lhes pelo chocolate e massas que nos ofereciam, interpretávamos contos de fadas, dançando-os. Para a representação utilizávamos, com meus companheiros de folguedos, o grande salão do Palace Hôtel de Montreux.

Todos os dias realizávamos longas caminhadas até Glion e Caux, e certa ocasião ocorreu algo que, posteriormente, teve influência em toda a minha vida. Encontramos um oficial francês que chegava a Glion, um inimigo. Tinha um pequeno bigode e era uma pessoa normal. E não disparou sua arma; não nos matou, ao contrário, saudou-nos amistosamente. Senti algo como uma explosão dentro de mim causada pela surpresa de um inimigo poder ser uma pessoa tão amável. Todos os adultos que participavam da guerra deviam estar completamente equivocados. Decidi nesse momento que durante toda a minha vida procuraria fazer as pessoas entenderem que também os "inimigos" são seres humanos. Anos depois, recordava esse momento como se tivesse sido o de meu nascimento como pessoa autônoma e ainda hoje sinto-me estreitamente vinculada àquele sentimento.

Voltei a Montreux em 1926, com Charlotte Blensdorf Mac Jannet, para passar um fim de semana, durante a realização do Primeiro Congresso Internacional de Rítmica, que teve como sede o Instituto Dalcroze de Genebra. Fomos para apresentar um trabalho sobre o desenvolvimento do método Dalcroze na Alemanha. Três anos depois iniciei minhas atividades na Suécia e na Dinamarca. Pensei que trabalharia ali por alguns anos e em seguida voltaria para a Alemanha; porém, como Hitler assumiu o poder em 1933, tive de permanecer durante a guerra e ainda hoje continuo vivendo na Dinamarca.

— *Onde se encontravam seus pais naquele momento?*

— Durante a guerra, lançaram bombas de fósforo sobre minha cidade natal, Wuppertal. Muitas casas ficaram completamente destruídas. Setenta e cinco mil pessoas sofreram queimaduras mortais; ninguém pôde salvar nada. Havia um grande parque junto à casa de meus pais e por esse motivo conseguiram salvar suas vidas. Transcorreu cerca de meio ano antes que eu soubesse que ainda estavam vivos. Consegui, então, permissão do governo dinamarquês para convidá-los para passar três meses na Dinamarca durante o outono de 1943.

— *Quanto tempo eles viveram após o término da guerra?*

— Meu pai morreu em 1957 e minha mãe, em 1963, com 83 anos.

— *Seus pais conheciam o trabalho que você estava desenvolvendo na Dinamarca?*

— No início não entendiam muito bem do que se tratava, mas, depois de terem passado três meses ao meu lado, consideraram que era algo que valia a pena desenvolver. Antes de se casarem, meus pais, que haviam se conhecido por intermédio de Otto Blensdorf, meu professor de rítmica dalcroziana, decidiram que seus filhos seriam educados de acordo com os princípios dessa escola. Como disse, meu pai passava horas ao piano interpretando, sobretudo, Mozart e Beethoven; eu estava impregnada por essa música antes de ter nascido. Enquanto pude firmar-me sobre meus pés, dançava quando ele tocava, e não me recordo de ter ido dormir uma única noite de minha infância sem escutar sua música.

— *E sua mãe?*

— Ela também gostava muito de música e de teatro e, como eu, comovia-se ao ver os artistas de circo. Tinha muita imaginação e sempre estava cheia de idéias para brincar comigo. Estou convencida de que aprendi com ela, que era naturalmente dotada neste aspecto, muita pedagogia. Descobriu, quarenta anos antes de mim, a influência da "intenção" prévia à realização do movimento. Recostada na cama — era muito preguiçosa — distraía-se olhando fotos e imagens de pessoas fazendo ginástica; ante meu risonho estupor respondia: "Ainda que não acredites, ajuda!". Ela sentia que desta maneira obtinha em seu corpo resultados da ginástica que via nas fotografias.

Ao que me consta, em muitos aspectos, ela foi tremendamente intuitiva. Hoje sabe-se que a intenção de realizar um movimento produz uma ativação da circulação e uma mudança no tônus muscular muito próxima ao que corresponderia a ação real. Atualmente usamos com freqüência essa técnica nos tratamentos em eutonia.

Durante a guerra, quando não podíamos nos encontrar — por eu não estar de acordo com o regime nazista, as autoridades alemãs retiveram indefinidamente meu passaporte —, minha mãe teve catarata em ambos os olhos. Começou a trabalhar sobre eles com o "contato", técnica que eu nunca havia me animado a sugerir-lhe. Ela praticava o "contato" pondo as mãos sobre os olhos. Depois de um tempo o médico a examinou e, espantado com a melhora, considerou que não era necessário operar. Desde então teve uma visão esplêndida e pôde fazer, inclusive, bordados muito delicados sem usar óculos.

— *Sua família era numerosa?*

— Tenho apenas um irmão, cinco anos mais novo. Eu gostava muito dele. Antes de ele nascer, minha mãe — que nunca havia estudado nem lido livros sobre psicologia — preparou dois enxovais de recém-nascidos. No Natal, deram-me de presente uma boneca com todo o necessário para o cuidado de uma criança. Quando meu irmão nasceu, duas semanas depois, minha mãe e eu nos ocupávamos juntas de nossos bebês. Não me recordo de haver experimentado nem o mais leve ciúme. Eu estava orgulhosa de nossas respectivas crianças e sentia-me também como uma mãe em relação ao meu irmão, o que lhe fez muito bem. Uma manhã, quando lhe disse que se apressasse (eu o levava habitualmente ao jardim-de-infância, a pé, quando ia para a escola),

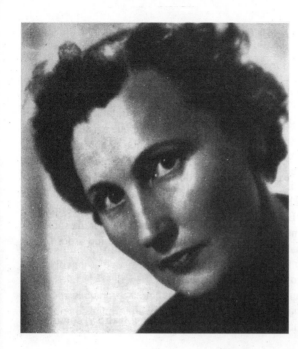

Em Berlim (1948)

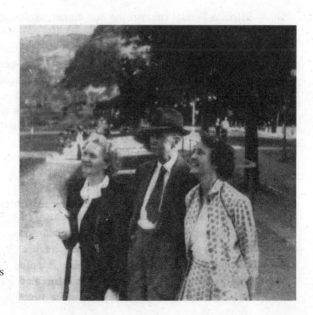

Com seus pais, ao
regressar dos Estados
Unidos (1954)

disse-me: "Não tens que dizer-me nada; sou uma pessoa independente". Tinha então exatamente 3 anos.

— *O que mais poderia ser acrescentado à sua decisão de afastar-se da Alemanha, seu país natal?*

— Elfriede Feudel, a diretora do grupo alemão Lehrer für Rhytmische Erziehung (professores de educação rítmica), esperava que, quando Hitler chegasse ao governo, fossem introduzidas muitas reformas em termos de educação musical. Porém, eu percebi, desde os primeiros momentos, que as idéias de Dalcroze não poderiam ser postas em prática enquanto o nazismo dominasse. Apesar das excelentes propostas para dirigir escolas de música e arte (em Berlim, Dresden, Düsseldorf, por exemplo), eu não podia aceitar voltar para a Alemanha, país no qual todos os meus colegas judeus haviam sido destituídos de seus cargos. Todos esses acontecimentos significaram um terrível golpe para mim; decidi ficar na Dinamarca e trabalhar para o desenvolvimento de uma nova pedagogia, orientada para evitar a repetição de fatos semelhantes no futuro. Ensinava em seis jardins-de-infância e trabalhava com três grupos de 50 alunos todas as manhãs. Tinha de trabalhar intensamente, mas isso representava para mim um enorme aprendizado.

— *Quando começou a dar os primeiros cursos para professores que, em seguida, constituíram a base da Escola de Eutonia Gerda Alexander?*

— Elfriede Feudel sugeriu-me que começasse a dar aulas particulares para professores de rítmica em Copenhague.Teria assim a oportunidade de desenvolver minhas idéias sobre educação por meio do movimento, sem interferências políticas. Transcorreu, então, um interessante período de atividades, de muitos anos de duração. Em seguida, com a participação dos primeiros seis eutonistas graduados no curso profissional, realizavam-se diariamente novas descobertas. Colaboraram músicos destacados que nos ensinavam educação vocal, piano, improvisação, fabricação de flautas de bambu e interpretação com este instrumento, e professores que eram profissionais de anatomia, fisiologia e outras disciplinas análogas. Foi a primeira vez que tive os mesmos alunos durante várias horas por dia e pude observar como a consciência corporal modificava, não somente o movimento, a respiração, a circulação e o metabolismo, mas também o comportamento psicológico e social, passo muito importante, além da descoberta do "contato" e da "permeabilidade" e da boa sustentação para todos os movimentos.

— *Suponho que durante a época em que trabalhou nos jardins-de-infância dinamarqueses não deixou passar oportunidades para observar a conduta corporal das crianças.*

— Nos meus grupos rítmicos havia crianças com deficiência física e mental tanto na Dinamarca como na Suécia. Realizei minha formação prática com Charlotte Blensdorf Mac Jannet, filha de meu professor, na Landesheilanstalt do estado da Turíngia, com todos os tipos de crianças deficientes. Charlotte não nos permitia receber o diploma de educação rítmica antes de haver realizado essa experiência com diferentes tipos de crianças, como parte de nossa educação pedagógica na rítmica de Dalcroze.

— *Houve algo que tenha chamado especialmente a atenção durante seu trabalho com crianças normais e deficientes?*

— Desde os 14 anos eu havia ensinado crianças da escola de Otto Blensdorf, todas pertencentes a famílias ricas. Mas essa instituição do Estado, em Stadroda, Turíngia, para crianças e adultos excepcionais era muito diferente. Havia crianças de todos os níveis sociais, mas a maior parte pertencia a famílias muito pobres, nas quais ambos os pais precisavam sair para trabalhar, situação pouco comum nessa época. Tivemos ali a oportunidade de realizar nossa tarefa com crianças deficientes, com filhos de mães solteiras — dos prostíbulos —, ou de adolescentes de 13 ou 14 anos, com crianças provenientes de lares com problemas e com delinqüentes juvenis.

Posteriormente, nossa escola mudou-se de Rhineland para Jena, durante dois anos, porque Charlotte Mac Jannet comprometeu-se a trabalhar para o Departamento de Pesquisas Pedagógicas da universidade, dirigido pelo professor Peter Petersen, fundador do Plano Jena, um sistema de educação que agora se tornou famoso novamente na Europa.

Ele fez funcionar a primeira escola livre, como experiência universitária, e estava convencido de que a rítmica de Dalcroze podia dar às crianças uma disciplina interior. Eu trabalhava como ajudante de Charlotte em Jena e Stadroda. Isso me proporcionou a melhor educação pedagógica de minha vida ao poder ter contato com todos esses casos, com a orientação de professores que influíram profundamente em meu trabalho. Em Jena, por intermédio do professor Petersen, entramos em contato com a New Education Fellowship, organização internacional de escolas para a educação livre. Por incumbência dessa organização, vim para a Dinamarca em 1929, com Otto Blensdorf e Charlotte Blendorf Mac Jannet, para participar da conferência internacional de Elsinore, presidida por Rabindranath Tagore. María Montessori pronunciou ali várias conferências e estavam presentes muitas personalidades destacadas. Iniciei muitos contatos internacionais por meio dessas reuniões.

III
TÔNUS MUSCULAR — POSIÇÕES DE CONTROLE

O relaxamento: primeiras experiências. Descoberta do sistema fusimotor. Experiências vanguardistas de Jaques-Dalcroze. Regularização do tônus. Energia e tônus. Influência energética da terra. Pedagogia eutônica: neutralidade do professor. Noção de *permeabilidade*. Posições de controle e ioga. As crianças e as posições de controle. Intercâmbio entre massagens e posições de controle.

— Já que a eutonia é uma técnica baseada na busca de uma "tonicidade harmoniosamente equilibrada, em adaptação constante e ajustada ao estado ou à atividade do momento",[1] gostaria que você detalhasse o tema do tônus muscular.

— O trabalho com o tônus iniciou-se, originalmente, com o relaxamento. No início não se conhecia nada sobre o tônus e, inclusive, não existia uma palavra para designá-lo. Supunha-se que relaxamento significava a interrupção voluntária da inervação motora. Para senti-la, provocávamos o que agora chamamos de diminuição do tônus.

Recordo minhas experiências depois do Congresso de Düsseldorf, quando ouvi Anna Hermann falar sobre sua viagem à Índia, onde vira no Himalaia homens que transportavam cargas pesadas. Quando se cansavam, soltavam-nas uns quinze minutos e relaxavam; voltavam, então, a sentir-se descansados novamente. Comiam muito pouco e somente alimentos muito leves.

---

1. Alexander, Gerda. *Eutonia — um caminho para a percepção corporal*. São Paulo, Martins Fontes, 1983. p. 23.

— *O mesmo acontece aqui, nos Andes, onde as pessoas sobem e descem as montanhas levando sobre os ombros cargas muito pesadas.*

— Também no México e na Guatemala levam cestas transbordantes ao mercado. Eu estava muito excitada com o relato e a descrição de Anna Hermann e, ao voltar para casa, decidi fazer o teste. Recostei-me sobre o solo e verifiquei que podia experimentar essa espécie de relaxamento. Estava muito cansada porque havíamos realizado muitos ensaios para as apresentações e dado aulas durante toda a manhã. Depois dessa prática de relaxamento senti-me muito descansada. Compreendi que era algo que valia a pena estudar ainda que estivesse muito distante de minha maneira de viver. Era muito ativa, estava sempre muito tensa, dormia pouco e fazia muitas coisas. Pouco antes havia padecido de uma série de crises de saúde que culminaram, como já disse, em uma endocardite, cujas seqüelas se faziam sentir. Intuí que me ajudaria muitíssimo praticar novas formas de recriar meu organismo.

— *Que diferença fundamental você percebia entre essa maneira de relaxar e a que conhecia anteriormente?*

— Eu havia aprendido a relaxar desde o dia em que comecei meus estudos de rítmica, porém isso era diferente. Costumava estender-me sobre o solo e meus braços, pernas e em seguida o corpo inteiro, tornavam-se completamente passivos; tratava-se de inibir a inervação motora. Agora, em contrapartida, tratava-se de modificar o nível do tônus por meio do *sistema gama*. Porém, é claro, eu não sabia disso naquele momento.

— *Quando foi descoberto o* sistema gama*?*

— Dois pesquisadores escandinavos, Koda e Granit, por volta de 1945, descobriram que existe um sistema especial de inervação sensitiva e motora que influi sobre os feixes musculares com o objetivo de mudar a flexibilidade de suas fibras. Chamaram-no de sistema nervoso gama, conhecido atualmente com o nome de sistema fusimotor. Existe um par de nervos para cada feixe muscular: um, o sensitivo, transmite impulsos ao hipotálamo, e o outro, o motor, os recebe do hipotálamo. Este último é movido pela imaginação. Quando um projeta ou decide fazer algo, o tônus e a circulação mudam e se adaptam à ação prevista. Isso é conhecido com o nome de inervação antecipada.

Lembro-me de que em 1946 os dois pesquisadores vieram a Copenhague para explicar suas descobertas na Sociedade de Neurologia. Mas eles eram muito avançados nessa época para que os doutores pudessem acompanhá-los e, portanto, não houve discussão ao fim de sua conferência. Aproximadamente dez anos se passaram antes que nosso professor de fisiologia na Universidade de Copenhague desse os primeiros cursos para enfermeiras e fisioterapeutas sobre o sistema gama e sua influência na terapia.

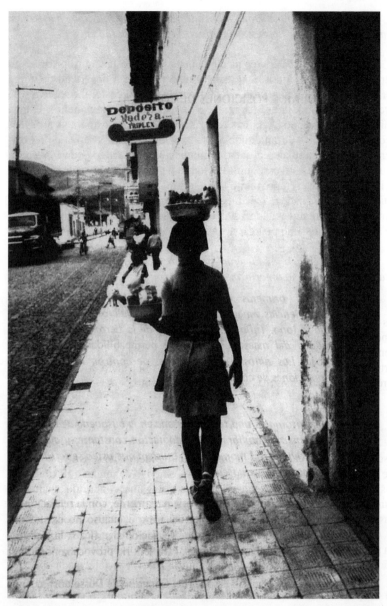
O povo tem uma sabedoria natural para poupar sua energia pessoal

— *Se esse sistema trabalha sempre quando há a intenção de realizar um movimento, dando o tônus adequado, então antecipa-se à participação do sistema motor?*

— Sim, ocorre antes e, portanto, é possível isolar esse efeito. Temos praticado, aqui, em nosso curso. Alguém se propõe a fazer algo, porém não o faz. E isso é exatamente o que Dalcroze havia descoberto. Lembro-me de que em minhas primeiras aulas infantis de rítmica o professor nos ensinou, em algum momento, o que chamava de movimentos inibitórios. Nunca voltamos a repeti-los posteriormente; Dalcroze provavelmente abandonou a idéia porque não conseguiu encontrar uma explicação científica que justificasse ou apoiasse a sua busca. Possivelmente disseram a ele que estava imaginando coisas e que os resultados deviam-se à hipnose ou à auto-sugestão.

— *O que pedia exatamente que as pessoas fizessem?*

— Ele tinha um espírito de pesquisador e sentia seu corpo. Sabemos agora que escrevia, já em Hellerau, em seu diário, com grande antecipação, que a base de tudo residia na sensação (leio agora no livro de Devain). Essa sensação, não obstante, nunca foi especialmente educada. Escutava-se música e devia-se mover de acordo com ela. Porém, ninguém jamais falava do que alguém sentia realmente nos músculos.

— *Suponho que Dalcroze não poderia fazer-se entender no momento.*

— Em termos de educação auditiva recebíamos todas as suas diferentes e sutis observações, porém nunca escutei nenhuma referência sobre as sensações corporais; nem na época nem depois, ao continuar meus estudos.

— *Por favor, continue falando sobre o tônus.*

— Eu pensava que tinha de investigar se os adultos realmente se apercebiam do que estavam fazendo ou se tratavam apenas de estar relaxados. Descobri que uma pessoa pode adotar a mesma posição estando relaxada ou tensa. Por exemplo, alguém pode sentar-se usando um mínimo de energia ou muito mais energia. Tende-se, geralmente, a usar muita. Quando a pessoa está deprimida ou abatida pelo cansaço, utiliza muito pouca. Se bem que naquele tempo não se conhecia nem se podia explicar a influência das emoções e da imaginação sobre a tensão muscular. Agora todos sabemos que as pessoas que assistem a uma partida de futebol na televisão podem chegar a excitar-se tanto quanto se participassem realmente do jogo, seguindo-o com uma emoção que influi sobre o tônus do corpo em sua totalidade. O psiquiatra francês Henri

Wallon[2] demonstrou em suas pesquisas que esta capacidade para imitar com todo o corpo está especialmente desenvolvida nas crianças. Já antes de nascer vivem sob a influência dos estados de tensão e emotivos da mãe. Depois, imitam as pessoas que amam; é a forma de a criança se comunicar. Quando está muito orgulhosa de seu pai ou de sua mãe imitará seu comportamento, sua forma de parar ou de caminhar.

— *É um genuíno processo de identificação; e tudo está intimamente ligado ao tônus corporal. Lembro-me de haver lido ou escutado alguma vez que quando um boxeador sobe ao ringue com a sensação de que vencerá seu oponente, já tem, na realidade, muito mais probabilidades, do ponto de vista físico, de vencê-lo. Penso que é idêntico ao que acontece aos concertistas. Entram em cena para "ganhar", para mostrar aos outros quão bons são em sua especialidade — ainda que, na realidade, nem todos o sejam.*

— Quanto mais se estuda, mais óbvio fica. Lembro-me do modo de Stravinsky proceder com os atores. Eles trabalham em grande parte com a imaginação. Quando presenciei pela primeira vez uma demonstração de sua tarefa grupal memorizei um exercício realizado por duas mulheres, uma de corpo muito grande e outra de talhe pequeno, que deviam representar um diálogo entre um elefante e um passarinho. Estavam sentadas cada uma em uma cadeira, sem se mover, mas, depois de alguns minutos, não havia dúvidas sobre o que estavam imitando: a menor era um elefante, tão claramente quanto a maior, um passarinho. E isso foi conseguido atuando sobre o tônus.

— *Supõe-se que todos os atores, dançarinos, músicos em geral, que se expressam por intermédio do corpo, empregam intuitivamente essa capacidade de adaptar o tônus à ação.*

— Sem mudança de tônus não seria possível nenhuma interpretação musical ou dramática. Mas, também a capacidade de adaptar-se a uma pessoa com outro temperamento, de sentir outra pessoa, deve-se à adaptação do tônus. Se alguém, por exemplo, sente o sofrimento de outra pessoa com seu próprio corpo, realmente compartilha a experiência. Isso proporciona um contato completamente diferente, além de aumentar a compreensão dos demais.

— *Trata-se de desenvolver nas pessoas uma grande capacidade sensível que está unida, para mim, em um sentido amplo, ao conceito de inteligência. É uma espécie de inteligência.*

— Existem pessoas que não possuem um intelecto especialmente desenvolvido e têm a capacidade de sentir as necessidades de outras pessoas.

---

2. Wallon, Henri. *Del ato al pensamiento*. Buenos Aires, Psique, 1974. p. 113.

— Uma espécie de inteligência do corpo.

— Um conhecimento que chega por via corporal. Não se pode compreender realmente algo por meio do intelecto puro, sem que reaja de algum modo com o conjunto do corpo. Mas se o corpo, as emoções e a intuição estão incluídos, existe uma vivência mais completa e genuína de toda a situação. As crianças pequenas vivem nesse estado de imitação o tempo todo ainda que não sejam conscientes dele; o mesmo ocorre com alguns animais, os cachorros, por exemplo. Têm a capacidade de sentir exatamente como estão seus donos todos os dias e sabem o que lhes é ou não permitido fazer.

— *Isso se associa à idéia de um tônus natural, um tônus integrado que flui por todo o organismo?*

— Na arte o tônus é muito importante. Se o músico não consegue, por exemplo, adaptar-se ao tônus de Mozart, de Wagner ou de Brahms, sentindo-o em seu próprio corpo, não poderá interpretar sua música.

— *Que papel desempenha a energia em relação ao tônus muscular?*

— Quanto mais baixo o tônus, maior quantidade de energia terá de investir para movimentar-se. Se uma pessoa corre com o tônus muito baixo, terá de realizar um esforço enorme para transformar uma musculatura flácida e pesada.

— *Você afirmou que não seria possível, por exemplo, tocar piano em completo estado de relaxamento. Nesse estado, inclusive, a pessoa poderia cair da cadeira. A energia estaria, então, sendo gasta de modo indevido?*

— Sim. Quanto mais rapidamente ou com maior precisão se deseja tocar um instrumento ou fazer qualquer outra coisa, mais elevado deverá estar o tônus. A situação ideal para a adaptação do tônus se produz quando uma pessoa tem uma consciência tão clara sobre como quer tocar o instrumento ou realizar determinada ação, que o nível do tônus adapta-se de modo reflexo ao movimento em questão. Não obstante, isso ocorrerá naturalmente apenas quando o organismo estiver liberado de todas as fixações ou bloqueios musculares. Isso significa que a preparação corporal deveria constituir uma norma para qualquer interpretação artística.

— *Como a eutonia se propõe um equilíbrio de tensões, a pessoa deveria adquirir maior consciência proprioceptiva de seu estado corporal. Certa vez, você disse que cada um tinha de se dar conta da quantidade de energia que deveria ganhar ou perder para alcançar um estado ótimo. Escutei algumas críticas à eutonia por este motivo. Atribui-se a ela a capacidade de abaixar a tensão a um tal grau que se tornaria prejudicial. Poderia explicar-me isso novamente?*

— Certamente. Há um mal-entendido implícito nesse tipo de julgamento. As pessoas deveriam aprender a regular o seu tônus. Se estão tensas ou sobrecarregadas, existe um bloqueio e devem liberar certa dose de tensão supérflua. Ao contrário, se alguém tem pouca tensão muscular, sentir-se-á debilitado ou deprimido. Terá de aprender, então, a elevar o seu tônus e a utilizar a sua energia vital.

— *Então, cada aluno que estuda eutonia deve chegar a conhecer a forma de regular a sua própria tensão?*

— Sim. Certos dias, quando está esgotado e deprimido, deveria evitar que a energia saísse de seu corpo. Poderia, por exemplo, manter as mãos unidas, palma contra palma, para permitir um intercâmbio ou uma circulação energética.

— *Isso produz um circuito interno, certo?*

— Outras vezes, em compensação, há um excesso de energia, por exemplo, antes de um concerto; a pessoa está tão nervosa que treme. Teria, então, de deixar sair o excesso de energia para fora de seus dedos e mãos, ou de seus pés e ísquios, ou por qualquer outro ponto de contato com o meio ambiente.

— *Pareceu-me muito interessante o que você disse certa ocasião sobre as posições usadas para rezar em diversas religiões. Os cristãos, por exemplo, juntam as mãos.*

— Pode-se verificar isso em quase todas as culturas. Se alguém quer se concentrar, meditar, adota certas posições. Existem diversos costumes também entre as várias tribos. Todas as forças físicas e espirituais, criadoras, expressivas, vinculadas às relações humanas, ao sexo, à arte, à ciência, à religião, são expressões da energia humana.

— *Uma pessoa pode receber energia da terra ou de diferentes objetos e também transmiti-la? Uma vez você mencionou que os índios norte-americanos obtinham energia apoiando-se contra o tronco de uma árvore antes de lutar.*

— Vi essa cena em uma exibição cinematográfica. Mostrava a imagem de um sumo sacerdote sentado sobre um galho de árvore como se fosse um suporte. Lembro-me de que uma vez em Rothenburg, em 1931, envolvi com as mãos o tronco de uma árvore e fiquei balançando-me, para a frente e para trás, sem gastar quase nenhuma energia. Ao separar-me do vegetal e voltar à posição inicial experimentei um maravilhoso contato e sentimento de comunhão com a natureza.

— *Trata-se de uma troca de energia. E no caso da terra?*

— A terra está aí e nos transmite energia o tempo todo. Mas, é preciso tomar cuidado; é uma força tão avassaladora que pode ser excessiva para algumas pessoas. A influência da radiação da terra existe sempre, mas, geralmente, as pessoas não a sentem. Tornar-se consciente dessas forças antes de haver desenvolvido uma estabilidade interna pode perturbar nossa personalidade. Não costumo discutir muito esse tema nas aulas, porém, quando a conversa recai sobre ele sempre advirto a respeito desse perigo, especialmente no tratamento de doentes.

— *A terra está sempre associada com a mãe e a fertilidade. Isso quer dizer que, nesses casos, se é aniquilado por uma força avassaladora?*

— É preciso uma personalidade madura para não sucumbir. Deitar-se sobre o chão, na primavera, e sentir essa corrente de energia que sai da terra pode ser uma experiência maravilhosa, ainda que para uma pessoa debilitada possa ser excessiva.

— *Você se referiu à troca de energia entre os seres humanos e os objetos, os seres humanos e a terra. E os seres humanos entre si?*

— Também tem seus perigos. Se não existe uma completa consciência dos limites do próprio corpo, alguém poderia ser afetado negativamente por uma personalidade mais forte. Vi isso hoje, durante a reunião da hora do almoço, quando aquela senhora mostrava compulsivamente à sua filha como devia dobrar os guardanapos de papel. Ela é certamente uma dessas mães típicas que ensinam aos outros o que fazer. Quer invadir e não respeita a personalidade do outro, que pode ser debilitado e deixar-se invadir, ou sentir-se ofendido e procurar se liberar dessa inesperada influência. É muito importante que os professores compreendam isso.

— *Todo professor deveria desenvolver a consciência e sobretudo a sensibilidade para saber até que ponto pode ou tem o direito de influir sobre o aluno.*

— É uma das regras básicas da pedagogia da eutonia. Esta "neutralidade", que o faz respeitar a personalidade de outro indivíduo, reflete-se também em um comportamento corporal. O professor nunca deve molestar seu aluno com seu conhecimento nem com sua ânsia de ajudar, já que desse modo o debilita, o detém, em lugar de favorecê-lo. Algumas pessoas, cheias de simpatia, tratam de fazer tudo pelo paciente, que já está debilitado. O que deveriam fazer, ao contrário, é ensiná-lo a realizar certas coisas por sua conta. Desse modo poderiam contribuir, talvez, para melhorar sua saúde fortalecendo sua confiança, fomentando sua independência. Por esse motivo, ajudo muito pouco. Aconselho sobre o que deve ser feito e acrescento o tipo especial de tratamento que ajudará a pessoa enferma ao longo do caminho.

— *Isso é eutonia ou já é psicologia?*

— É pedagogia da eutonia. Este tratamento especial tem por base um diálogo corporal, não verbal, entre o professor e o aluno. No início, o professor permanece neutro, o que quer dizer que recebe "informações" do organismo do aluno, as deixa passar através de suas mãos ou, se é necessário, através de seu próprio espaço corporal em contato com o solo, para liberar os alunos de suas fixações de tônus; dessa forma, começam a abrir-se, a liberar-se, certas zonas corporais com irrigação sanguínea pobre, até que a respiração inconsciente circule através de todo espaço interior do organismo, adaptada às necessidades do momento. Esta liberação de energia do aluno pode ser tão intensa que é sentida dolorosamente como um choque elétrico nas mãos do professor.

Nos casos em que registramos uma falta ou diminuição da energia, estimula-se a circulação e a respiração por meio de toques da pele, de formas diversas, vibrações através da pele, dos músculos e estruturas ósseas. Também usamos o *contato* e a *permeabilidade* para promover o fluxo de energia nas zonas debilitadas do corpo, técnicas que os alunos aprendem a utilizar por si mesmos cada vez que sentem necessidade.

— *Poderia nos explicar qual o significado exato da palavra permeabilidade em eutonia?*

— Quer dizer deixar fluir a energia, por exemplo, de uma mão para outra ou para outra parte do corpo, ou de um pé a outro, de joelho a joelho...

— *Ou seja, estabelecer um circuito de energia.*

— De um lado a outro, ou também somente em um lado, por exemplo, do ombro até a mão ou o quadril. Em eutonia, o professor pode *permeabilizar* o organismo do aluno ou partes dele. Para isso é necessário que o eutonista tenha um verdadeiro domínio sobre sua própria energia e saiba respeitar o aluno, como dissemos. A terapia eutônica não tem nada em comum com os métodos agressivos das terapias corporais surgidas, por exemplo, dos grupos de Reich. O *contato* e a *permeabilidade* são usados somente para despertar a autoconsciência do aluno com o objetivo de desenvolver sua própria independência e maturidade. Preocupa-nos, fundamentalmente, que os alunos não se tornem dependentes dos *tratamentos*.

Como nosso organismo muda de um dia para outro por diversos motivos que influem sobre nosso estado físico — alimentação, ambiente, causas atmosféricas e outras —, uma pessoa não pode ter regras fixas para o tratamento. O básico seria verificar o estado atual do aluno, que nunca é o mesmo, e tratar as necessidades atuais de seu organismo.

— Todas as pessoas são diferentes, e como toda verdadeira arte, esta forma de tratamento nunca deve ser uma rotina. Além disso, é necessário respeitar a personalidade do aluno, desenvolvendo sua responsabilidade e autodisciplina. Esses são princípios comuns a toda pedagogia.

— Um breve resumo antes de continuar. Temos estado falando sobre o conceito de relaxamento na década de 1920. Você teve, então, de descobrir o que significava na realidade estar ou não estar relaxado. Não se sabia o que era o tônus ideal. O sistema fusimotor foi descoberto em 1945. Poderia dizer-me agora qual foi sua primeira abordagem das posições de controle que desenvolveu em seu método?

— Eu considerava que deveria encontrar um caminho que desse ao aluno a possibilidade de controlar-se por si mesmo. É inútil dizer-lhe que está ou não tenso se não tem consciência do que é a tensão corporal. Um músculo relaxado tem determinado comprimento e elasticidade que permitem às articulações um máximo de flexibilidade; é o que em neurofisiologia se denomina comprimento de descanso. Desenvolvi assim as posições de controle.

— Existe alguma relação entre as posições de controle e a Hata Ioga?

— As posições das pernas e dos braços não são muito dessemelhantes. De acordo com a flexibilidade das articulações uma pessoa pode sentar-se com as pernas cruzadas, sobre as pernas ou em sua laterais. Pode cruzar as pernas, cruzar os joelhos. Nessa época, eu nem sequer conhecia a palavra "Ioga". Minha primeira conexão com essa disciplina deu-se em 1936 e nessa época todas as minhas posições de controle já estavam estabelecidas.

— Em que etapa de seu trabalho criou as posições de controle?

— Entre 1930 e 1934. Em 1936 caiu em minhas mãos um livro de Paul Brunton, *La India secreta*. Brunton era um jornalista inglês que realizou pesquisas aprofundadas na Índia sobre as culturas antigas, o antigo misticismo e outros temas de grande interesse. Li, neste livro, pela primeira vez, que existia a Ioga e que havia professores que a ensinavam. Isso foi muito tempo antes de que se publicasse ou conhecesse algo sobre este assunto na Alemanha ou na Dinamarca, onde, é claro, não existia nenhuma possibilidade de ter aulas de Ioga.

— *Que método seguiu para descobrir as posições de controle?*

— Era necessário ter uma idéia do que é um músculo relaxado. Partindo de seu comprimento de descanso, tinha de descobrir a possibilidade de situar cada parte do corpo em relação ao músculo, braços, pernas, coluna vertebral, todas as articulações. As posições mostram exatamente onde o indivíduo tem algum encurtamento muscular e não pode realizar, portanto, o máximo de variações de movimento que permite a sua estrutura óssea.

— *Suponho que as crianças têm muito menos problemas que os adultos nesse sentido.*

— Ao observar uma sala com crianças, encontra-se de tudo, exceto um funcionamento perfeito do corpo. Depois da guerra era ainda pior. Ao praticar as posições de controle com grupos de alunos dos jardins-de-infância, assombrava-me comprovar que com tão pouca idade se pudesse perder o funcionamento natural das articulações. Verifiquei que dificilmente alguma criança, entre os 3 e 5 anos, era capaz de praticar corretamente as posições de controle.

Ao mesmo tempo, nunca tive antes um êxito tão significativo nos jardins-de-infância como ao praticar as posições de controle como teste. Essas crianças estavam acostumadas a brincar interpretando relatos de aventura e contos de fadas, porém não haviam tentado nenhuma experiência de exploração das funções de seus corpos; por exemplo, verificar até onde podiam curvar-se para a frente e para trás. Quando se soltaram, comprovaram repentinamente que podiam inclinar-se mais.

Experimentei este teste em minha última aula, em maio, quando regressei das férias de verão, e os professores do jardim-de-infância me perguntavam: "Que fez nesta última aula? Todos os pais falavam disso e vieram nos perguntar do que se tratava". As crianças estavam realmente muito interessadas em provar até onde podiam curvar-se, ao se sentarem com as pernas cruzadas (havia lhes contado que os índios sentavam-se assim, sobre o chão, porque não tinham cadeiras). Depois dessa aula, as crianças foram para suas casas, fizeram a demonstração diante de seus familiares e em seguida comentavam: "Meu tio pode fazer isso, mas meu avô não pode", "Os mais velhos não querem se sentar sobre o chão com as pernas cruzadas". Três meses depois continuavam excitados com o tema. Outra criança dizia: "Olhem, agora posso sentar-me entre dois índios". Não havia compreendido e acreditava que um índio era uma perna. Nunca havia tido tanto sucesso em uma aula! Dei-me conta de que as crianças modernas estão profundamente interessadas no funcionamento corporal, quase tanto quanto em automóveis e aviões. Comecei assim a experimentar com estes grupos todo o tipo de movimentos corporais: onde podem dobrar algumas partes do corpo, onde estão as articulações dos braços, pernas, pés e da coluna vertebral. Eles, com grande entusiasmo, realizavam descobertas observando-se uns aos outros.

— *Estavam descobrindo realmente o funcionamento do corpo e a integração do movimento.*

— Trabalharam em grupos de duas ou três crianças. A exploração da coluna vertebral foi o tema mais estimulante para elas, ao verificarem como podia articular-se em muitas pequenas seções. Era sumamente interessante. Nessa época, eu não compreendia inteiramente tudo o que isso significava. Só sentia-me um pouco incomodada ao comprovar seus limites nas posições de controle.

— *Quem podia praticá-las corretamente?*

— Vimos que algumas pessoas podiam e outras não. Também há indivíduos para os quais as posições de controle não trazem nenhum resultado: quem tem tendões muito longos pode adotar muito facilmente qualquer posição, ainda que seus músculos permaneçam tensos. Com eles, as observações destinadas a recuperar os músculos encurtados não dão resultado, porém servem em todos os outros casos. E o melhor de tudo é que o aluno pode trabalhar sozinho, sem a ajuda do professor, e descobrir por si mesmo onde estão seus limites.

— *As posições de controle que desenvolveu naquele tempo são as mesmas que utiliza hoje?*

— A idéia é exatamente a mesma, porém temos acrescentado alguns exercícios; por exemplo, para a cabeça e sua rotação. No início, as posições referiam-se à articulação dos quadris, aos joelhos e à articulação do pé, aos ombros e à coluna vertebral. Mas observei que a região cervical era freqüentemente uma causa importante de rigidez. Quando as pessoas mantêm a cabeça em uma posição errada exercem pressão sobre a região cervical, o pescoço, e, freqüentemente, sobre a laringe e as cordas vocais. Portanto, acrescentei algumas posições para a rotação da cabeça. Uma é muito difícil e eu atualmente a utilizo somente depois de haver realizado microestiramentos destinados a melhorar a circulação. Dificilmente encontramos pessoas que tenham uma sensação correta da postura da cabeça.

Durante os verões de 1931 e de 1934, quando estava na Schlaffhorst-Andersen School for Breathing and Speech (Escola Schlaffhorst-Andersen para a respiração e a fala), em Rothenburg, uma de minhas primeiras pacientes foi uma enfermeira que tartamudeava. Ela me atendia durante a noite devido ao estado de meu coração. Dei-me conta de que ela tinha mãos maravilhosamente adequadas para realizar massagens e começamos a trabalhar juntas. Era uma pessoa de idade, extremamente rígida, gorda, incapaz de abotoar os botões das costas do uniforme de enfermeira porque seus braços não chegavam tão longe. Depois de haver praticado minhas posições de controle (durante esses anos trocamos massagens por posições de controle) tornou-se muito flexível e chegou a ter uma figura esbelta e elegante. Experimentávamos e estudávamos juntas as posições de controle sobre o chão de uma grande varanda. Com ela, assim como com meus amigos de Copenhague, pude comprovar sua efetividade.

IV
CONTATO

Sua descoberta. Trabalho com bambus e castanhas. Prédios de La Defense e colchões de mola. Violinistas e escreventes. *Touch.* Tato e contato. Acrobatas gregos e hindus em Copenhague.

— *Uma das técnicas da eutonia que mais me impressionou quando a conheci em 1970 foi o contato. Ajudou-me a restabelecer uma relação mais completa com meu instrumento, o piano. Constituiu na realidade uma verdadeira revelação para mim. Embora em nossas conversas anteriores se estivesse referindo direta ou indiretamente a este tema, peço-lhe que o aborde de maneira mais específica. Quando percebeu, pela primeira vez, a importância do* contato *eutônico?*

— Foi em um momento muito específico. Quando cheguei à Dinamarca em novembro de 1939, no início da guerra, Charlotte Mac Jannet me havia encarregado da fabricação de flautas de bambu. Eu ensinava a muitas crianças, e também a músicos, esta forma básica de aproximação com a música; dávamos aulas na escola de música folclórica e também em algumas escolas primárias de Copenhague. Obriguei minhas mãos a realizar esforços excessivos, pois perfurar pedaços de bambu é um trabalho muito rude e, quando há vinte crianças aguardando que os ajude a terminar os furos em seus bambus, é preciso, antes de terminar cada aula, trabalhar intensamente e com rapidez. Isso foi muito prejudicial ao meu braço, que já sofrera as conseqüências negativas do ensino de piano com uma técnica equivocada. Eu sempre tinha dificuldades com os braços, mas um dia cheguei ao ponto de sentir que não podia mais movê-los. Tinha uma neurite intensa e sentia-me muito infeliz e com dor. Mal podia relaxar. Uma noite, uns amigos me convidaram para jantar. Durante a viagem de ônibus, minha mão doía terrivelmente; toda a minha atenção estava concentrada no lugar mais inflamado. Repentinamente, não sei o motivo, agarrei com força a mão dolorida. Senti, então, algo semelhante a um choque elétrico e a dor desapareceu.

Essa experiência afetou-me profundamente; não pude dormir naquela noite. Repetia este "contato" com cada dedo e sentia que se produziam mais descargas. Estava certa de haver descoberto algo muito importante para mim. No dia seguinte, quando peguei minha faca para fazer furos, sustentei-a de tal modo que a descarga elétrica pudesse passar da mão para a ferramenta e dali para o bambu. Surtiu efeito. Podia fazê-lo e rapidamente a neurite foi superada. Por isso se chamou "contato". Não fiz nenhuma pesquisa para descobri-lo; produziu-se, simplesmente. Mais tarde usei este "contato" com bambus quando trabalhava com meus alunos no solo.

— *Nessa época praticava algum tipo de pressão?*

— Não, somente pedia a eles que se deitassem sobre os bambus. Eu não sabia, então, que os bambus têm a mesma virtude que as castanhas. São excelentes condutores de energia. Suponho que existem bambus na Argentina. Vocês também têm pedras semipreciosas. Patricia Stokoe me deu umas pedras de jade em forma de ovos.

— *O que pensa sobre o efeito dessas pedras?*

— Atuam do mesmo modo. Ajudam a descarregar tensões pelo simples fato de sustentá-las nas mãos. Já disse em nosso curso, é uma prática muito antiga.

— *Os povos orientais também as usavam, como contas que vão passando interminavelmente entre os dedos.*

— No México têm os chamados "tomates del mar". São pequenos, redondos e muito caros. Creio que são o fruto de certa variedade de palmeira. Um amigo me deu alguns de presente. Na Venezuela, deixei-os sobre uma mesa, afastei-me alguns minutos e quando voltei não estavam mais lá. São sumamente apreciados e as pessoas os consideram mais valiosos que o ouro.

— *Levam-nos nas mãos?*

— Creio que os usam sobre o corpo. Eu os usava como se fossem castanhas, mas não pude verificar seu efeito. Um aluno meu, sem dúvida, pôde comprová-lo.

— *Como vocês utilizam as castanhas?*

— Há muitas formas diferentes. Nós sempre as mantemos nas mãos, especialmente se estão frescas.

— *Quantas?*

— É importante que haja um número par em uma mão e um número ímpar na outra. Aprendi algo sobre isso na Universidade de Munique, onde se estudam diversos fenômenos vinculados às correntes terrestres. Perguntei-lhes se sabiam de algo relacionado com as castanhas e obtive valiosas informações. Disse-lhes que havia observado que algumas vezes as castanhas provocavam efeitos muito bons e outras não; o professor respondeu-me que provavelmente não devia conhecer a importância dos números pares e ímpares em relação a esses fenômenos. Na realidade, nunca havia pensado nisso.

— *Deu-lhe alguma explicação?*

— Sim. Está relacionada com a eletricidade positiva ou negativa. Uma parte do corpo tem eletricidade positiva e a outra, negativa, mas, freqüentemente ocorrem mudanças. Por isso não se pode dizer sempre: tenha três castanhas nesta mão e duas na outra. A pessoa tem de realizar sua própria experiência.

— *Quem era o professor?*

— Não me lembro de seu nome, mas falei com toda a equipe da universidade especializada em radiações, raios cósmicos e outros temas afins. Também realizavam controles nas casas onde internavam pessoas doentes. Nos convidaram para ver os terrenos e superfícies onde marcavam os campos de eletricidade positiva e negativa. Quando há um positivo, o próximo é negativo. Explicaram-nos do perigo que correm as pessoas que nunca saem e permanecem sempre no mesmo campo, seja ele positivo ou negativo; os idosos, por exemplo, sentam-se na mesma cadeira e dormem na mesma cama que se encontra sempre na mesma posição. Se permanecem unidos a um pólo positivo ou negativo, estarão sempre em contato com o mesmo tipo de energia e portanto sob a sua constante influência. Trata-se de um vasto campo de conhecimento que eu não domino. Porém, depois daquela explicação, usamos sempre as cores vermelha e azul em nossos colares, um com uma quantidade par e outro ímpar de castanhas.

— *Bem, uma das possibilidades é segurá-las nas mãos. Existem outras?*

— Podem ser postas em qualquer parte do corpo, por exemplo, ao redor da pelve. Usamo-nas soltas dentro de pequenas bolsas. Freqüentemente como pequenas almofadas sob a cabeça ou o pescoço, ou debaixo dos joelhos e dos pés. Para os idosos, especialmente no inverno, são maravilhosas. Colocamos as castanhas primeiro em um aquecedor. São muito boas para aliviar o reumatismo.

— *Depois de haver descoberto o efeito do contato, suponho que lhe interessaram especialmente os modos de aplicação prática.*

— Comprovei em seguida sua utilização para liberar tensões localizadas nas costas, na coluna vertebral ou em qualquer outra parte do corpo, e que para restabelecer mais rapidamente as sensações normais convinha trabalhar com uma resistência nos pontos que não sentimos, especialmente onde existem fortes tensões, por exemplo, as nádegas, as coxas, os ombros etc. Por isso usamos bolas, castanhas, varas de bambu e objetos semelhantes, que oferecem uma resistência ligeiramente menor que a do solo. Esses objetos causam, às vezes, muito incômodo, porém o indivíduo que sente dor é quase sempre o que primeiro recupera a consciência de seu corpo. Quando alguém se fere ou se contunde não é possível ignorar o fato e isso pode, dependendo do caso, ser de uma grande ajuda. Lembramos da sensação de dor, em contrapartida, perdemos ou esquecemos facilmente as sensações agradáveis. Nossa experiência demonstra que os que experimentam as maiores dificuldades desenvolvem mais rapidamente a consciência de seu corpo.

— *Você se referiu, enquanto passeávamos, há alguns dias, pelo centro da cidade, à importância que tem para o homem estar em contato com a terra. Poderia repetir isso?*

— Um psicólogo e psiquiatra parisiense disse-me que as pessoas que vivem nos arredores dos prédios de La Defense, o novo distrito junto ao Sena, precisavam de assistência médica ou psicológica depois de passar ali em torno de meio ano. Vivem em quartos isolados de concreto e não existe praticamente nenhum contato com a terra. Para as crianças é um desastre; não podem sequer identificar as casas e os solos onde vivem. Esses prédios acabaram com o estilo e horizontes maravilhosos de Paris.

— *Também naquela tarde vimos um colchão de molas em uma vitrine...*

— Por conterem metal, influem sobre a zona de radiação do organismo provocando perturbações corporais. Em 1954, convidaram-me para conhecer o resultado das pesquisas do Instituto de Ciência Básica de Nova York. Acabavam de concluir, a pedido de uma conhecida firma, um custoso estudo sobre o efeito relaxante de um novo colchão de molas duro. Para evitar a influência e os efeitos perturbadores do ambiente exterior haviam selecionado para participar dos testes de relaxamento um grupo de surdos-mudos. Mas eles nem sempre conseguiram relaxar-se sobre o colchão. Se não há uma resistência, não é possível sentir-se sustentado e seguro. Conclusão: deitar-se sobre uma prancha de madeira com um colchão de crina é a melhor maneira de conseguir um sono relaxado e profundo.

— *Deve-se, então, à falta de resistência ou também há relação com o que ocorre com o material metálico?*

— O metal, por ser bom condutor, despoja a pessoa de sua energia.

— *Quem foram os primeiros beneficiados com a aplicação da técnica do* contato*?*

— Usei o *contato* primeiramente para tratar as tensões dos violinistas e as cãibras dos escreventes. Fazia desaparecer a dor instantaneamente, mas as outras pessoas mostravam-se céticas.

— *Fez outras observações sobre o* contato *eutônico nessa época?*

— Não. Isso aconteceu depois. Eu usava o contato apenas para a terapia.

— *Já existiam livros que destacassem a importância do tato e do contato?*

— Na nossa escola, durante a formação em eutonia, trabalhamos na ressensibilização da pele, da pele externa, durante quase todo o primeiro ano. Existem fortes razões para isso. Durante muito tempo, antes que a ciência se interessasse por essa área, já sabíamos como este trabalho estimulava os órgãos internos e a sua grande importância para o nosso metabolismo. Que importância tem especialmente para as crianças pequenas! O livro de Ashley Montagu, *Touching*, apareceu primeiro na Holanda, em 1971, e posteriormente nos Estados Unidos, de onde se difundiu para o mundo. Refere-se a uma pesquisa sobre o significado do tato para as crianças. Averiguou-se o motivo pelo qual os ratinhos sempre morrem nos centros de pesquisa, apesar da higiene geral e do cuidado que recebem. O autor do livro deduz que lhes faltava a mãe, que os lambia. Empregaram pessoas para que esfregassem os animais pequenos com um algodão umedecido em água quente. O resultado foi surpreendente. Recuperaram a vitalidade e a saúde. Isso mostra claramente que a estimulação da pele influi sobre todo o metabolismo.

— *Como se estabelece a diferença entre tato e contato?*

— Ao usar o tato, uma pessoa se mantém dentro de sua própria periferia, porém, com o contato, a energia sai do limite exterior do próprio corpo e passa a um objeto ou a outro corpo.

— Isso tem relação com certas práticas orientais?

— Eu não conhecia a existência de nenhuma técnica oriental similar. Minha descoberta foi completamente independente, mas tive a oportunidade, nos anos posteriores, de realizar uma observação importante. Em Copenhague havia uma confeitaria onde, na hora do chá, eram exibidos espetáculos de variedades. Ficava perto da estação de trens, e, como eu vivia no campo, algumas vezes tinha de esperar horas para pegar o trem; outras, tinha tempo livre entre as minhas aulas. Ali pude dedicar-me a estudar o movimento de acrobatas e malabaristas. Uma vez vi um grupo grego formando uma pirâmide: eram homens fortes, com grandes músculos. Na semana seguinte, havia um programa similar, executado por um grupo da Índia: homens pequenos, quase sem músculos. Agiam com a maior facilidade e alegria, saltavam, colocavam-se em posição vertical sobre uma das mãos, com a outra estendida, e tudo isso absolutamente sem esforço. Foi a primeira vez que pude apreciar uma diferença de tal magnitude no comportamento corporal: um grupo usava os músculos e o outro, em contrapartida, como supus corretamente, devia estar trabalhando com um bom apoio.

Embora não compreendesse bem o que estava vendo, isso me pôs no caminho de minhas pesquisas sobre a importância da estrutura óssea para o movimento.

— Quais eram suas atividades nesse momento?

— Dedicava-me inteiramente ao ensino em um seminário para professores de jardins-de-infância; também dava aulas em jardins-de-infância em Copenhague e tinha muitos alunos particulares. Desde 1932, era professora do Colégio para Treinamento de Professores de Ginástica Sueca em Lund, Suécia.

Em 1935, quando Hitler assumiu o poder, decidi não voltar para a Alemanha, apesar de ter um contrato para trabalhar com Leopold Jessner, do Teatro do Estado de Berlim. Queria que eu ensinasse seus atores, enquanto estudava com ele a produção e a montagem de obras teatrais. Desde a infância, uma das tarefas que mais me haviam interessado era a montagem de óperas e o estudo do movimento dos cantores, especialmente dos integrantes do coro. Como já não podia dançar devido a uma enfermidade cardíaca, queria ter um extenso conhecimento do trabalho teatral.

V
PELE E RADIAÇÃO

Consciência da pele. Tato consciente. O contato com a água aumenta a consciência corporal. O teste da imagem corporal. Bloqueios funcionais da pele. Equilíbrio tônico no bebê. O espectador também participa. Catarse e drama grego. O corpo não mente. A música revitaliza. Comunicação. Terapias verbais. Zona de radiação. Prolongamento. A Ópera de Pequim.

— *Na prática da eutonia, é verdade que primeiramente há o trabalho com a pele?*

— Efetivamente. Trata-se de alcançar uma imagem integral do corpo, necessária para a expressão própria, para a própria delimitação no espaço. Se não existe muita clareza a respeito, não será possível atingir a atitude adequada, tanto em relação a si mesmo como na relação com o espaço exterior. Isso pode ser apreciado em nosso teste de imagem corporal e nos desenhos. Mesmo os professores que desenvolvem uma atividade relacionada com o corpo, como os bailarinos, os ginastas etc., não têm uma imagem corporal bem integrada. A partir do momento em que conseguem completá-la, experimentam mudanças importantes em outros aspectos que fazem a personalidade total.

Começamos com o tato, para desenvolver a sensibilidade da pele, que implica *sentir* — não somente *saber*, porque a vejo — que esta é minha perna, daqui até ali, e que esta é minha cabeça. Trata-se de captar a totalidade em sua verdadeira forma. O primeiro que chamou a atenção para a importância da imagem corporal foi Schilder,[1] que viveu em Viena, ainda que seu livro tenha sido

---

1. Schilder, P. *Imagen y apariencia del cuerpo humano*. Buenos Aires, Paidós, 1958.

publicado pela primeira vez nos Estados Unidos, onde morou posteriormente.

— *Que técnicas se utiliza para despertar a sensação da pele por meio do tato consciente?*

— Estimula-se a sensação da pele, por exemplo, por meio do uso de varas de bambu; também tocando o aluno com a ponta dos dedos ou apoiando a mão sobre alguma parte de seu corpo, ou, ainda, o aluno tocando-se a si mesmo. Mas o importante é conseguir perceber a diferença entre o limite de si e aquilo que nos rodeia, o mundo externo.

— *Suponho que esta sensação também se dê na água, embora não seja tão fácil pô-la em prática.*

— Efetivamente. Tenho observado pela ampla experiência com alunos de várias nacionalidades que as únicas pessoas que não tinham problemas em relação à imagem corporal eram os gregos. As pessoas de Atenas têm o costume de banhar-se no mar várias vezes por dia. Parece que isso tem enorme influência na aquisição de uma imagem corporal completa. O mais freqüente é, como já disse, que em se tratando de um bailarino ou de um ginasta ou ainda de pessoas que se dedicam à rítmica ou a outras atividades corporais, quando queremos pesquisar o que realmente sentem de seus corpos, encontramos fatos incríveis. Nos desenhos que fazem dos próprios corpos podemos apreciar seus pontos de resistência; parece que só sentem realmente ou de maneira mais intensa aquelas partes de seus corpos que doem (este é, sem dúvida, um benefício da dor). Esta sensação se amplia quando há uma resistência dirigida para a pele. Por esse motivo trabalhamos tanto sobre o solo, que dá uma sensação muito clara do limite entre o próprio organismo vivo e o mundo externo. Em meu livro[2] incluí alguns desenhos que são muito representativos no que diz respeito à distorção da imagem corporal: são muito poucas as pessoas que sentem verdadeiramente o apoio dos pés no solo; em seguida, registram-se alguns pontos como o estômago, os ombros ou as costas, que realmente sentem. Quase sempre trata-se de partes muito tensas, nas quais existem sérios bloqueios da circulação causados por fixações do tônus muscular.

— *Você teve oportunidade de trabalhar com alunos gregos?*

— Estive várias vezes na Grécia e tenho trabalhado com bailarinos e atores do Teatro Nacional, com alunos e grupos da escola de Zouzou Nicoloudi e de outras escolas de dança e de eurritmia.

---

2. Alexander, Gerda. *La eutonia*. Buenos Aires, Paidós, 1979.

— *Suas observações sobre o esquema corporal datam da época dessas viagens?*

— Não. São anteriores, da década de 1960, quando me ocorreu a idéia do teste da imagem corporal. Realizávamos, então, reuniões semanais nas quais os alunos liam os escritos e anotações que diariamente deviam realizar em relação às suas experiências em aulas de eutonia. Algumas vezes, eu efetuava o controle desses trabalhos em minha casa, quando não havia tempo para escutar individualmente todos os alunos. Percebi que cada um tinha um modo particular de anotar o símbolo ou o pequeno desenho com que representávamos uma posição de controle, do mesmo modo que cada pessoa escreve uma letra com um traço individual. Mesmo que não estivesse vendo a pessoa que fizera o desenho, este era para mim totalmente eloqüente como expressão de cada indivíduo. Um dia pensei que seria interessante confirmar essa suposição. No sábado antes do descanso semanal, entreguei a cada estudante uma porção de massa de modelar (podiam inclusive escolher a cor) e pedi-lhes que procurassem representar, em suas casas, com esse material, duas ou três de nossas posições de controle. Houve protestos; a maioria argumentava falta de experiência para modelar. Disse-lhes que se tratava de uma experiência e que não me interessava avaliar suas capacidades artísticas; que simplesmente tentassem. Disseram-me que entregariam os trabalhos sem dizer a quem pertenciam, para comprovar se eu poderia descobrir seu autor. Tive então a confirmação do que havia suposto: cada um concebia seu corpo tal qual o percebia. Os aspectos que faltavam no modelo representavam suas próprias dificuldades. Isso lhes permitiu verem-se a si mesmos, imediatamente, com maior nitidez. Desde então aplico esse teste cada vez que inicio as aulas com um novo grupo. Em dez anos reuni em torno de três a quatro mil desses modelos. Mesmo que as pessoas façam o mesmo desenho, o resultado é diferente e mostra alguma característica particular de quem o realizou.

— *Você também podia reconhecer os traços de seus alunos por meio da caligrafia?*

— Não, ainda que a caligrafia de uma pessoa certamente seja também muito reveladora para quem tenha estudado a fundo a expressão por meio da linguagem gráfica.

— *Você mencionou a estimulação da sensação da pele por meio do contato com o solo e com os bambus. De que maneira essa estimulação pode se realizar?*

— Pode-se usar um pincel ou água fria, uma ducha. Tudo isso ativa a sensibilidade dos mecanorreceptores da pele, que nos dão a possibilidade de percebermos a nós mesmos. Porém, a maioria das pessoas, embora tome diariamente uma ducha, não tem consciência disso quando o está fazendo e, portanto, não observa a sensação. Se não estamos atentos ao que se experimenta por meio da pele, podemos tomar mil duchas sem que isso chegue a afetar-nos no sentido que nos preocupa. Daí a importância da participação consciente. Quando as pessoas dizem que sentem seus corpos, a maior parte das vezes se referem a algo imaginado e não a sensações reais.

— *Durante essa tomada de consciência, produz-se alguma mudança fisiológica registrável?*

— Em primeiro lugar, quando alguém toca ou apalpa outra pessoa é possível perceber se esta pessoa não tem consciência de sua pele. Se o outro realiza verdadeiramente um esforço para "estar" no lugar onde é tocado, por exemplo, por minha mão, então percebo imediatamente em que momento sua consciência "chega" à superfície, à pele. Registra-se uma mudança muito concreta na temperatura, melhora a circulação e sente-se um fenômeno de tipo elétrico. Tudo isso é muito claro e constitui um ponto básico na eutonia: esta possibilidade de "vir" do interior do próprio corpo para um ponto da periferia. É disso que se trata quando trabalhamos encostados em varetas ou bolas, sobre o solo. O fenômeno do contato se produz quando se reage do interior do corpo para fora. Mas, isso é, na realidade, o próximo passo.

— *Você se refere à estimulação do corpo realizada de fora por algo ou alguém?*

— A própria pessoa poderia realizar essa estimulação; embora, sem dúvida, seja mais fácil reagir com a consciência ao toque de outra pessoa, pois isso envolve a participação de outro campo elétrico, além do próprio. Algumas pessoas dizem que não podem sentir quando suas mãos se tocam, porém, se outro as tocam, sentem-no imediatamente.

— *Em meu trabalho com músicos comprovei que é preciso tocar o outro sensivelmente e sem pressionar para preservar a sensação de contato que estamos procurando desenvolver. Quais seriam, para você, os principais problemas que impediriam a possibilidade de sentir o contato, de "chegar" até o ponto de contato?*

— Poderia tratar-se, por exemplo, de experiências negativas registradas durante a mais tenra infância, ainda na época pré-natal. O normal é que toda má experiência que tenha afetado uma pessoa, talvez a carência de uma boa resposta por parte da mãe, o bom contato de que se precisava...

— *Faz com que alguém se "retire" da pele.*

— Em vez de viver essa comunicação através da pele — deste órgão que nos relaciona com o mundo externo e nos informa, entre outras coisas importantes, das diferenças de temperatura — permanecemos dentro de nós mesmos. Retiramo-nos de nosso limite externo e cada vez mais submergimos no interior do corpo.

— *Falando em termos de fisiologia, o que isso significaria?*

— Que se empobrece a circulação. Assim, por exemplo, sente-se as mãos frias. Não se trata, na realidade, de um bloqueio generalizado, salvo nos casos mais graves. É, sem dúvida, comum encontrar pessoas que experimentam esse temor de viver o mundo externo no nível de sua pele. Encontrar-nos-íamos aqui diante do bloqueio funcional da pele como órgão de comunicação com o exterior.

— *O bloqueio do tônus muscular é, então, menos grave?*

— É outro problema. Se uma pessoa está tensa, a dificuldade nos movimentos influi negativamente na circulação. O problema pode estar limitado a um ponto, a uma área, porém essa atitude de retirar-se da pele e da possibilidade de estabelecer contato com o mundo externo constitui um fenômeno mais integral. Trata-se também nesse caso do "tônus", mas já existe uma distorção desde o momento em que o tônus não é equilibrado em todo o corpo, como deveria acontecer normalmente. Infelizmente, é difícil encontrar pessoas normais.

— *E as crianças pequenas?*

— O bebê tem mais possibilidade de um equilíbrio tônico em seu corpo. Embora devamos dizer que desde a etapa pré-natal registra-se nitidamente a influência do tônus da mãe sobre a criança. Se a mãe sofre bloqueios ou fixações do tônus, perturbações em sua regulação, o problema transfere-se diretamente para a criança. Wallon[5] estudou a imitação do tônus da mãe por parte da criança. Essa capacidade de imitar está relacionada também com o fenômeno que produz no telespectador de um programa esportivo, por exemplo; de certo modo, ele se sente protagonista da ação que se desenvolve à sua frente. Seu tônus se beneficia mesmo que não faça realmente nada.

— *Não lhe parece, Gerda, que esses fenômenos nos conectam também com o drama grego?*

---

5. Wallon, Henri. *Op. cit.*

— Certamente! O espectador vive o que está vendo mesmo que não atue. E esta participação é levada a cabo por meio do tônus muscular. O drama grego envolve a totalidade da pessoa. É algo muito diferente do que acontece com a pessoa que assiste com uma disposição analítica, intelectual, a um ato artístico, a um concerto, por exemplo: só há participação da mente. No drama grego, em contrapartida, há catarse: daí suas qualidades terapêuticas. Quem experimenta agora uma catarse no teatro? Os gregos não eram educados unilateralmente, no sentido mental, mas de um modo integral. Viviam a totalidade. Ainda são capazes de senti-la.

— *Essa catarse a que você se refere pode ser encontrada em cerimônias rituais de certas comunidades africanas, no Brasil, nas culturas naturais.*

— Muito diferente da atitude puramente intelectual do homem do Ocidente, que assiste a um concerto e ao teatro com a intenção ou o interesse de realizar um julgamento crítico.

— *A possibilidade de uma comunicação remete-nos tanto ao que executa o ato artístico como ao seu destinatário.*

— Lembro-me de que, da primeira vez que vi em cena o grupo de teatro israelita Habima, senti-me completamente impactada e tomada pela ação apesar de não conhecer o idioma hebraico. Havia tal variedade de matizes nas modulações do nível do tônus muscular dos atores que eu tinha a sensação de haver entendido absolutamente tudo. Só depois que terminou o espetáculo percebi que se tratava de um idioma desconhecido para mim. Lamentavelmente, raras vezes acontecem coisas como essas com as pessoas.

— *Qual seria a explicação, do ponto de vista do executante ou do ator, o motor que o torna capaz de produzir nos outros fenômenos semelhantes de comunicação?*

— Depende da capacidade para viver plenamente sua própria realidade constituída, certamente, por algo mais do que sua parte intelectual: a realidade de suas emoções, de todo o seu corpo. Se não é capaz de viver em seu corpo, então não poderá expressar o movimento, está morto e será impossível a comunicação. Se a vive, todo mundo também poderá senti-la. É o que me consta. Devido a muitos anos de ensino no Teatro Real e nos teatros e escolas privados adquiri uma capacidade especial de detectar de imediato a qualidade da comunicação de uma pessoa.

— *Entendi que na Dinamarca, desde 1946, em várias escolas de teatro adotou-se a eutonia como disciplina básica para a formação de futuros artistas.*

— Na Academia de Teatro de Copenhague a eutonia é incluída na formação de especialistas das diferentes áreas (vocal, *regie* etc.).

— *O tema da comunicação me interessa especialmente. Entre os músicos nem sempre se dão explicações coerentes sobre como e por que certos artistas chegam ao público e, em contrapartida, outros, que talvez sejam tecnicamente superiores, não o conseguem.*

— Isto não tem nada a ver com a técnica, mas com a capacidade de sentir a vida que há dentro da música e de transmiti-la. Não apenas no nível da forma total, mas também na mínima frase, que influi naturalmente no corpo e é vivida por meio dele.

Tudo o que tem a ver com a música está no corpo e se isso está suficientemente claro, logo se percebe. Há pouco escutei dois jovens pianistas norte-americanos de renome internacional que tocavam como solistas na Filarmônica de Nova York. Um deles era extraordinário; tinha esta condição que acabei de mencionar. Na semana seguinte apresentou-se o outro, executando também, como o anterior, um concerto de Mozart. Apesar de se tratar de um dos mais destacados pianistas e compositores da nova geração, produziu-me um efeito terrível; era um verdadeiro incômodo escutá-lo, ouvir escalas ascendentes e descendentes sem que acontecesse realmente nada em termos de música.

— *Como reagiu o público?*

— Como se tratava de uma pessoa de 20 anos e já com tanta fama — aparece freqüentemente na TV em recepções na Casa Branca —, recebeu, de qualquer modo, muitos aplausos.

— *Você pensa que uma atitude semelhante de um jovem intérprete é suscetível de correção e mudança?*

— Não tenho a menor dúvida de que se a pessoa tem sensibilidade suficiente e inteligência poderia aproveitar uma observação bem-intencionada para mobilizar partes essenciais de sua personalidade que, simplesmente por efeito de um determinado enfoque — talvez com ênfase demasiada nos aspectos mecânicos da técnica —, tenham deixado de funcionar.

— *Infelizmente, essas coisas raramente são apontadas nas críticas e muito menos como algo suscetível de ser modificado, como algo não necessariamente inerente à personalidade de um artista em formação.*

— Todo artista deveria estar sempre em movimento, em formação, com possibilidades de continuar desenvolvendo-se.

— *A vida de uma interpretação musical é percebida até nas pausas, na menor respiração da frase, nos finais, nos inícios, no seio mesmo do que está acontecendo. Quando um intérprete tem abertura suficiente e, sobretudo, capacidade de introspecção, entende logo, quando lhe é assinalado, o que é importante e o que deve procurar.*

— Quando não se sente a integridade corporal, não basta a emoção. As diferenças de tensão no fraseado devem ser vividas e expressas por meio do corpo. Do contrário, toda a emoção, os gritos, as exclamações, os gestos, parecem vazios.

— *Se uma pessoa tem dificuldades que a impedem de sentir essa integridade que inclui o corpo, as emoções e o intelecto, qual seria, para você, o caminho para recuperar a sensação de sua totalidade? As pessoas muito intelectualizadas encontram dificuldades para fazer com que seus corpos participem, mesmo tratando-se de especialistas que trabalham com técnicas de participação corporal.*

— O corpo não mente. É preciso estender a consciência para a totalidade do corpo, de modo que seja possível percebê-lo por meio do tato.

— *Isso nos conecta com um modo de pensar diferente, que não se realiza somente com a participação da mente, do intelecto.*

— Em nossa educação jamais procuramos isolar o intelecto dos aspectos emocionais e corporais. Aspiramos trabalhar sempre com a pessoa de um modo total, integrado; quer dizer, com a mente e a consciência, com as sensações e o corpo como uma totalidade. Quando olho uma pessoa percebo logo o que lhe falta para ter um equilíbrio nos três aspectos. Isso é importante, especialmente ao eleger os professores que deverão trabalhar em nossa escola. Os alunos captam de imediato as características de seus professores e reagem com um senso de imitação muito definido, ainda que sem perceber conscientemente.

— *Eu considero que isso tem muito a ver com a essência mesma da comunicação; toda pessoa suficientemente sensível pode comunicar-se por meio das sensações que transmite e recebe com seu corpo.*

— As plantas são muito sensíveis à comunicação. Em alguns casos, quando o dono, a pessoa que ama particularmente as plantas, está longe de casa, estas sentem e se entristecem ou ficam doentes mesmo que algum substituto continue dando-lhes os cuidados básicos. Trata-se outra vez da comunicação corporal com um organismo vivo.

— *Isso explicaria também por que certos artistas são idolatrados pelo público? Vida é sinônimo de energia e aquilo que realmente está vivo transmite energia ao seu redor.*

— Daí a maravilhosa influência da música. Se uma pessoa está verdadeiramente aberta, pode conseguir experimentar uma revitalização geral em todo o organismo ao escutar música. As vibrações da música afetam o indivíduo em um sentido muito amplo, no nível espiritual, emocional e corporal. Essas vibrações musicais produzem recuperações maravilhosas. Quando eu me sinto realmente cansada, procuro a música ou o intérprete que me estimula particularmente. Meus alunos, às vezes, quando me vêem muito cansada, dizem-me brincando: "Gerda, vá escutar um concerto de Kubelic, assim você se refortalece". É a influência da verdadeira música...

— *Poderia acrescentar mais alguma coisa sobre a comunicação nas pessoas e nos animais, sobretudo a possibilidade de sair do espaço interno de cada um para o espaço externo?*

— Isso pode ser conseguido quando alguém se liberta dos bloqueios e das tensões do próprio organismo. A comunicação do espaço interno para o espaço externo pode incluir também outras pessoas, outros seres humanos, mas também as plantas e os animais, os cachorros, por exemplo.

— *Se alguém tem problemas neste sentido, você acha que um tratamento psicológico poderia ajudá-lo a melhorar?*

— Não creio que possa ser resolvido por meio de uma terapia verbal. Quase sempre a pessoa compreende e reage intelectualmente, mas isso deve solucionar-se por meio do corpo.

— *Dadas a integridade do ser humano e a comunicação que existe entre seus diferentes aspectos, às vezes se consegue uma mudança em um determinado canal havendo estimulado outro. Se o que melhora o corpo é transferível para o espírito, por que não aceitar o caminho inverso, ou seja, que algo positivo para a psique possa chegar a influenciar e a englobar também o corpo?*

— De acordo. Mas isso não acontece quando existem bloqueios que anulam a possibilidade de entrar, de "passar através". Talvez uma experiência emocional muito intensa possa chegar a influenciar o corpo, porém nunca o intelecto puro. Já temos duas ou três gerações de análise freudiana e podemos avaliar os resultados. O fato de entender e de saber tudo o que se passa não se traduz necessariamente em uma melhora real da pessoa.

— *Qual seria então o caminho, em sua opinião?*

— Tenho discutido muito esse aspecto com uma psiquiatra francesa, dra. Dolto. Todas as dificuldades e danos que uma pessoa experimentou durante a sua etapa pré-natal e pré-verbal determinam conflitos, dramas, aos quais é impossível ter acesso em uma terapia exclusivamente verbal. O que aconteceu depois dessa etapa pode ser despertado ou recordado por meio de verbalização. E isso se opõe ao que afirma Lacan; segundo ele, todo o vivido pode ser verbalizado. Pode-se, certamente, transformar o experimentado na etapa pré-natal e pré-verbal em uma expressão verbal, porém não é o mesmo e tampouco tem o mesmo efeito que aquilo que se vive emocionalmente. No entanto, isso acontece por meio do corpo.

Esta é também a explicação de por que, por meio de nosso trabalho, conseguimos nos aproximar da raiz da neurose, de como é possível introduzir mudanças sem dar explicações de nenhum tipo: estaríamos influindo diretamente sobre a atitude, sobre o bloqueio que tem origem na etapa ou período pré-verbal. A dra. Dolto disse também algo que coincide com minha experiência: se aquele período transcorreu satisfatoriamente e sem traumas, quaisquer que sejam as dificuldades na vida posterior, não haverá predisposição para a neurose.

— *Qual é a especialidade da dra. Dolto?*

— É uma conhecida psicanalista freudiana que vive em Paris. Eu a conheci durante o Congresso Mundial de Psicodrama realizado em Paris, em 1964, onde fizemos parte de uma mesa-redonda. Tivemos oportunidade de conversar bastante e pude fazer-lhe essas perguntas. Ela estava completamente de acordo com minhas idéias sobre a importância das primeiríssimas vivências. Observei, por outro lado, que os alunos que estão em tratamento psiquiátrico ou psicanalítico, quando chegam à eutonia, têm sonhos completamente diferentes e experiências internas novas; isso faz supor que o subconsciente tem sido alcançado muito profundamente por esse tipo de trabalho.

— *Entendi corretamente que você disse, em algumas de nossas conversas aqui em Buenos Aires, que as pessoas têm zonas de radiação natural?*

— Não somente as pessoas, mas também toda árvore, todo ser vivo.

— *Como poderia definir essa zona de radiação?*

— É o campo elétrico que rodeia todo ser vivo.

— *O que ocorre quando se realiza um prolongamento? Tem algo a ver com essa zona de radiação?*

— A pessoa adquire consciência, desse modo, de que não terminamos no limite do corpo, mas que há algo mais; que o corpo é mais amplo e maior do que sua forma visível.

— *Pode aumentar-se assim sua força?*

— Sim. Eu descobri há algum tempo que quando se realiza um movimento que se estende para além da periferia corporal, incluindo a zona de radiação — um prolongamento no espaço circundante —, o movimento não somente é mais leve, se tem uma orientação precisa por meio dos dedos, pernas, ou qualquer parte do corpo, mas que produz o que chamamos pernas e braços "voadores"; se consegue um movimento ótimo e a máxima flexibilidade das articulações através de uma homogeneização do tônus em todos os músculos sinérgicos, como se pode ver no filme feito em nossa escola.

— *Por que o prolongamento influi sobre o tônus muscular?*

— Nesta forma, os músculos sinérgicos não influem uns sobre os outros. Isso significa que adquirem o mesmo nível, um equilíbrio tônico.

— *Como seria então a seqüência no trabalho?*

— No início, trabalhamos a pele, ou seja, a periferia de nosso corpo visível. O passo seguinte inclui a zona invisível de radiação, o prolongamento, o contato real dentro do espaço e com os seres que nos rodeiam. Uma clara orientação dos movimentos no espaço contribui também para alcançar um melhor resultado no equilíbrio do tônus de todos os músculos sinérgicos.

— *A diferença entre prolongamento e contato consistiria então em que o primeiro é uma "intenção" dirigida para o espaço externo, enquanto no contato a intenção se dirige para um corpo sólido.*

— Efetivamente. Se faz contato com uma vara, um lápis, ou qualquer outra coisa, ou dentro de si mesmo; mas também falamos de "contato" por meio do espaço.

— *Dentro de si mesmo? Explique-nos isso, por favor.*

— Quando você põe suas mãos frente a frente ou seus dedos juntos, ou põe suas mãos sobre seus joelhos ou seus pés, ou se toca qualquer parte do corpo, fecha o circuito. Ao tocar os pés com as mãos provoca um excelente equilíbrio entre as partes superior e inferior do corpo. Deve tocar o pé direito com a mão esquerda, ou o pé esquerdo com a mão direita.

— *Devido aos pólos elétricos positivos e negativos?*

— Sim. É o intercâmbio das duas partes do prolongamento.

— *Você já experimentou com a mão direita e o pé esquerdo?*

— O resultado é completamente diferente. Assim se influi principalmente sobre uma parte do corpo enquanto no outro caso se influi sobre todo o corpo. Algumas vezes é preciso trabalhar mais um lado ou o outro; depende do caso.

— *Você teve oportunidade de aprender algo sobre o movimento e o prolongamento com pessoas de outros países?*

— Há aproximadamente catorze anos vi se apresentar, pela primeira vez, a companhia da Ópera de Pequim. Uma peça do programa era a representação de uma catarata. Era fantástico. Moviam-se com tanta precisão que agora penso que o que faziam tinha algo a ver com nosso prolongamento. Vi este espetáculo seis vezes porque me impressionou muito. Essas pessoas vivem para sua técnica. Se houvessem observado o menor defeito em sua execução, não teriam ido dormir até que saísse perfeito.

— *Continuam treinando após o espetáculo?*

— Sim. Uma vez trabalharam até as cinco da manhã depois de sua exibição na Royal Opera House de Copenhague.

— *Quando vi a apresentação, aqui em Buenos Aires, da companhia da Ópera de Pequim, também fiquei muito impressionada com sua perfeição e procurei compreender como funcionavam. Pensei que o espetáculo parecia programado por um computador; tinham um plano preciso e o executavam ao pé da letra. E você, Gerda, teve oportunidade de conhecer pessoalmente algum deles?*

— Teria gostado. Porém, era sua primeira *tournée* fora da China, não falavam com ninguém e era muito difícil ter contato com eles.

— *Quando viu essa interpretação pensou que sabiam exatamente o que estavam fazendo? Pensou que tinham consciência desse prolongamento?*

— Acho que são muito treinados, mesmo que inconscientemente, desde os 5 anos, aproximadamente. Mas deve haver algo que lhes dê essa precisão para realizar a catarata. Imaginemos trinta pessoas girando, cada segundo, saltando muito alto e caindo em certo ângulo, uma depois da outra, sem se tocarem.

VI
INVENTÁRIO — TRATAMENTOS

Consciência corporal. Tudo se repete sempre em um nível superior, como em uma espiral. Cada aluno deve sentir que houve algo especial para ele na aula. Aprender a comunicar-se com o próprio corpo. Por onde começar um inventário? *Tratamento* eutônico. O eutonista "toca" com seus dedos o corpo de seu aluno como o músico o seu instrumento.

— *Você se referiu à importância de adquirir uma consciência plena de cada parte do organismo.*

— Para alcançá-la começamos dirigindo nossa atenção para cada parte de nosso corpo, da planta dos pés até a cabeça.

— *Uma espécie de* inventário *consciente das várias partes do corpo?*

— Sim, de todo o nosso ser. Estar bem plantado sobre os próprios pés, sobre o solo é importante, não somente do ponto de vista físico, mas também emocional e espiritual. É essencial que o professor utilize a maior variedade possível de formas de aproximação. Deve sempre começar de maneiras diferentes, em diferentes zonas corporais, usar diversas palavras, variar os ritmos.

Começamos, na maior parte das vezes, sobre o solo. Isso elimina o problema da correta distribuição de peso e não cansa o aluno, que deve manter a atenção concentrada nas diversas partes do corpo. Posteriormente, deve ser capaz de realizar seu inventário em qualquer momento e em qualquer posição.

— *Eu fiquei impressionada na semana passada ao ver que os alunos faziam o trabalho de conscientização sobre o lado direito do corpo e, em seguida, quando tinham de trabalhar o lado esquerdo, você começava a dirigi-los de um modo diferente.*

— É para evitar que as pessoas ajam de maneira mecânica. Veja o que ocorre com as crianças deficientes mentais. Aprendem, por exemplo, uma melodia. Na segunda vez, apesar de prestar uma certa atenção, continuam repetindo mecanicamente a mesma frase até que alguém as detenha. Não lhes importa continuar por horas e horas; devem manter-se ocupadas; mas não pensam no que fazem, tudo é automático. Tenho notado esta tendência na maioria das pessoas, embora em princípio pareça que não seja assim. Mas se alguém executa o mesmo ritmo ou realiza a mesma proposta uma e outra vez, começa a pensar em outra coisa. Manter o mesmo estado de consciência, com uma certa continuidade, é muito difícil.

— Você também usa algumas vezes estruturas ou ordenações reiteráveis para a observação, à maneira de um ostinato *corporal, por exemplo?*

— Nós os usamos muito na rítmica.

— Eu não me referia a um ostinato *no movimento ou na música, mas na consciência: indo de uma zona corporal a outra e, em seguida, a uma terceira, para voltar, por exemplo, novamente à primeira.*

— Não temos feito dessa maneira, mas poderia ser uma boa idéia. De certo modo, é o que fazemos ao praticar "a espiral"; voltamos para o mesmo trabalho, sempre com novos estados de observação. A forma de alcançar a consciência corporal é muito diferente para cada indivíduo e não pode ser imitada. Portanto, eu sugiro empregar, dentro do possível, formas de aproximação variadas.

— É muito importante sentir o estado dos alunos porque, com certeza, sua inspiração surge do contato que se estabelece com eles.

— Certamente. Algumas vezes vejo imediatamente que um dos alunos está ensimesmado, como que isolado do resto da classe, procurando interpretar com seu corpo minhas instruções para o grupo. Trato então de adaptar o trabalho para que todos compartilhem a experiência desse aluno. Uma boa aula é aquela depois da qual vários alunos dizem, individualmente: "Hoje houve algo especial para mim e era justamente o que eu precisava". Cada corpo se enriquece assim com nosso trabalho ou pode inclusive contribuir enriquecendo-o.

— É isso que dá o ritmo da classe, não é?

— Algumas vezes alcanço meu objetivo mais rapidamente porque certas pessoas respondem com rapidez, ou porque, ao contrário, são muito lentas. Mas todos têm de aprender a adquirir uma consciência cada vez maior de seus corpos recostados sobre o solo, em diferentes posições e em movimento.

— *Agora compreendo melhor por que você prefere não indicar exercícios em seus livros.* A essência do trabalho eutônico está no modo que desenvolvemos nossa consciência, que se realiza um exercício, e não tanto no exercício em si mesmo; em como se observa e experimenta um fato determinado, e isso cada pessoa tem de verificar com seu próprio corpo.

— E se o professor não sente corretamente em seu próprio corpo as dificuldades do aluno, não poderá ajudá-lo. Pode dar motivos e explicações teóricas sobre seus problemas, mas o único caminho seguro para compreender as verdadeiras necessidades do aluno é comunicando-se com seu próprio corpo, com seus bloqueios. No momento em que um aluno entra na aula, deve saber se sua respiração, tônus e circulação encontram-se demasiadamente altos ou baixos, se está agressivo ou irritável. Em mim, essa reação é quase automática e em um instante modifico o que pensava fazer para adaptá-lo ao que se precisa aqui e agora.

— *Talvez você esteja evitando dar às pessoas "receitas" do trabalho que faz porque ainda não está muito consciente do mecanismo que você mesma aplica.*

— Não quero dar receitas. Sou consciente do mecanismo que aplico, mas não quero que meus alunos imitem minhas descobertas. Quero estimulá-los para que eles mesmos realizem suas pesquisas em seus corpos e desenvolvam sua própria criatividade; por isso proponho muitas formas diferentes de brincar com alguns temas.

— *Isso é jogo verdadeiro, verdadeira improvisação.*

— Todos devem saber exatamente o que querem atingir em cada aula, e saber também que existem, pelo menos, cinco ou seis formas diferentes de alcançar a meta. Devem planejar previamente, sem evitar que durante a aula se desenvolvam novas possibilidades.

— *Acontece o mesmo ao ensinar improvisação musical. Os educadores sempre queriam obter receitas para conseguir que seus alunos improvisassem. Há infinitas maneiras de fazê-lo, mas eu prefiro não dar nenhuma indicação porque tudo depende do que o aluno precisa em cada momento.*

— *Um dia desses* a ouvi mencionar a um de seus alunos que convém começar sempre a fazer o inventário a partir dos pés e não da parte superior do corpo. Na realidade, é assim?*

— No caso dos *tratamentos*, isto se constitui quase em uma regra. Se começamos a trabalhar tocando uma pessoa nos lugares em que tem localizadas suas dificuldades (por exemplo, na zona do diafragma ou na base da pelve), produzir-se-á, na maior parte dos casos, uma reação negativa; para evitar essa abordagem direta das dificuldades mais profundas é mais prudente começar o trabalho de tomada de consciência pelos pés.

— *Então, resumindo, onde se encontrariam os maiores problemas?*

— Em geral, como já mencionei, quase todas as pessoas neuróticas experimentam sérias dificuldades na base da pelve, associadas com bloqueios e tensão no diafragma. Esses indivíduos, ao serem tocados diretamente nessas zonas, se põem demasiadamente ansiosos, às vezes furiosos; ali residem, pois, do meu ponto de vista, os maiores conflitos expressos pelo corpo. Se, ao contrário, começamos a trabalhar com os pés, que estão bem longe dessa região, teremos também a possibilidade de influenciar os dois hemisférios cerebrais. Partindo dali será possível abordar e liberar outras zonas externas. Ao mesmo tempo, se conseguimos aumentar a consciência dos pés, o paciente se sentirá melhor sustentado e isso lhe dará segurança. Melhoramos assim, rapidamente, muitos maus hábitos e tensões na posição do pé que alteram o equilíbrio tônico normal e causam fadiga.

Sem dúvida, todos os trabalhos se realizam, no princípio, na posição deitada para evitar os vícios de postura e as tensões habituais da posição vertical. Quando a pessoa está deitada sente que não deve fazer nada especial para manter essa posição, já que o solo suporta firmemente a coluna. Além disso, pelo simples fato de estar em uma posição não habitual, haverá muito mais possibilidades de corrigir vícios e posições indesejáveis. Não esqueçamos que a maior quantidade de programas de movimento de uma pessoa se referem às posições em pé e sentada. Por isso procuramos atingir o nível mais profundo, no qual é mais fácil despertar a consciência.

— *Você mencionou há pouco os tratamentos. Poderia referir-se mais especificamente a este ponto?*

— Durante um tratamento, o eutonista, por meio do tato, ajuda outra pessoa a adquirir maior consciência de seu corpo. Já vimos que o contato com o

---

* Durante uma visita a Copenhague, em dezembro de 1982. (N. do R. T.)

solo tinha um efeito semelhante, porém a participação de outro corpo, de outro organismo, permite eventualmente ao eutonista transferir uma situação de maior equilíbrio; a pessoa tocada poderá eliminar desta maneira muitas tensões ainda inconscientes que serão recebidas pelo corpo do eutonista. Tanto o eutonista como o paciente trabalham ao mesmo tempo em seus respectivos corpos e isso ajuda a restabelecer o equilíbrio tônico.

— *Os tratamentos são individuais ou podem ser realizados em grupo?*

— Os tratamentos são individuais. Mas se, no momento em que se encontra trabalhando com um grupo, o eutonista percebe que alguma pessoa tem problemas especiais, pode aproximar-se e ajudá-la manipulando a zona em questão.

— *Trata-se, por acaso, de uma terapia? Refiro-me ao emprego do termo "tratamento".*

— Tanto no tratamento como no trabalho normal, o importante é que a pessoa participe com sua consciência e possa seguir o desenvolvimento do processo. Nunca o indivíduo deve permanecer passivo como em certas terapias.

— *Que indicações você dá à pessoa que está recebendo um tratamento?*

— Peço-lhe que sinta e observe o lugar onde a estou tocando, além de sentir sempre o solo.

— *E, às vezes, você pede que "venha" com a consciência do interior de seu corpo até sua mão.*

— Sim, quando preciso do contato, ainda que isso nem sempre seja necessário. Existem muitas variantes ou possibilidades. Mas o essencial é, como disse, adquirir consciência — e é pouco freqüente que isso se produza de modo espontâneo — do solo e do campo eletromagnético de outra pessoa, que estão influenciando o organismo. A reação é imediata e já se produz ao registrar a presença do outro.

— *Então a palavra tratamento refere-se ao fato de que você está "tratando", quer dizer, trabalhando sobre uma pessoa que não necessariamente está enferma.*

— Sem dúvida, pode tratar-se de um enfermo, de um paralítico ou de um paraplégico que se encontram impedidos de se moverem. Mesmo essas pessoas podem chegar a sentir que se desperta a sensação pelo tato. Trata-se nesses casos de enfatizar a possibilidade de recepção de sensações pelo emprego de vibratórias dirigidas para a estrutura óssea. Sempre conseguem sentir os ossos e, a partir da consciência dos ossos, inicia-se o processo de recuperação de certa consciência muscular e também a consciência da pele.

— *Voltando ao inventário, ele pode começar por qualquer parte do corpo?*

— Comumente parte-se, como já disse, dos pés, pela segurança que isso produz na posição vertical e no andar. No caso de um pianista, também poderíamos começar pelos pés acrescentando rapidamente braços, mãos e dedos, que deveriam ser percebidos ao mesmo tempo que os pés. O itinerário percorrido com a consciência em um inventário depende, sem dúvida, das necessidades de cada grupo ou de cada pessoa. Com os cantores, por exemplo, trabalhamos com a zona do diafragma, tratando de abrir e de alcançar espaços desde a base da pelve até o diafragma e também para baixo — até os joelhos e os pés —, para em seguida subir à parte superior do corpo. Toda pessoa que realiza um trabalho específico de qualquer espécie — um artesão ou um profissional — tem sua própria história que invariavelmente incidirá em toda a sua conduta, em seu modo de agir e reagir mediante as atividades que lhe cabe realizar. Por isso é preciso criar novos hábitos e maior consciência em tudo aquilo que supõe uma adaptação.

A atitude eutônica durante um tratamento não difere em essência da atitude pedagógica. Antes de realizar os tratamentos, é preciso que os alunos trabalhem sós, que possam encarregar-se de sua própria experiência. O tratamento tem sempre o pequeno risco de tornar uma pessoa dependente de outra. Por isso é melhor evitá-lo, sempre que possível. Um aluno é um aluno o tempo todo. Não é um paciente. Ou melhor dizendo, o paciente é um aluno. Nós não falamos de paciente, mas de alunos, mesmo que se trate de gente muito doente. Nosso objetivo é educar cada pessoa para que aprenda a ajudar-se a si mesma.

— *Os músicos, que trabalhamos tão em detalhe com nossos dedos, desenvolvemos uma sensibilidade especial neles.*

— Nós também, durante os tratamentos, temos de "tocar" ou "executar" sobre um corpo; tocamos a coluna, aqui e ali, despertando diferentes reações. Freqüentemente temos de trabalhar de modos distintos com cada dedo.

— *É a primeira vez que ouço alguém dizer que "toca" sobre um corpo humano.*

— Mandamos impulsos e recebemos reações. Por isso é que precisamos tanto trabalhar os dedos; cada dedo deve aprender a "tocar" de maneira independente. É por meio dos dedos que o eutonista registra o tipo de resposta corporal em seu paciente (ou a falta de resposta). Enfim, se dá conta do que deve planejar para homogeneizar o tônus muscular.

— *"Tocar" nas vértebras como se se tratasse das teclas de um piano.*

— Às vezes temos de mandar vibrações com um dedo, por exemplo, enquanto outro ajuda a descarregar um excesso de tensão; ou se despertam energias com o próximo.

— *Você, Gerda, sempre parece estar "brincando", no melhor sentido da palavra, como as crianças.*

— É nisso que consiste a pesquisa. Não esqueça que o corpo é também um instrumento que é preciso "afinar".

VII
REFLEXO POSTURAL E TRANSPORTE*

Movimento de balanço na Rothenburg Schule. Sensação consciente do espaço interno. Integração consciente da estrutura óssea. Reflexo reparatório ou esperar o impulso? Prática do *transporte*. Não apressar a criança para que comece a caminhar. Vibratórias. Cadeiras de balanço. O dr. Barry Wyke e a descoberta dos mecanorreceptores. Pacientes paraplégicos. O jovem mexicano. Eutonia e terapia.

— *Quando você ouviu falar pela primeira vez do reflexo postural?*

— Eu não sabia nada sobre o reflexo postural, porém praticávamos o movimento de balanço com Anka Schulze na Rothenburg Schule, de Schlaffhorst-Andersen (estive lá durante o verão de 1931 até 1934). A Schlaffhorst era uma pessoa extraordinária. Na realidade, eu nunca a havia visto, porém suas observações eram fantásticas. Ela sabia que o corpo inteiro, a coluna vertebral e a respiração estavam interligados. Por meio da moderna fisiologia agora se sabe — devido à descoberta dos mecanorreceptores — que todo movimento registrado nas cápsulas das articulações influi sobre a vida vegetativa de uma pessoa. Então, em vez de manter seus alunos parados, rígidos e sem se moverem, Clara Schlaffhorst pedia-lhes que balançassem a partir da planta dos pés, realizando pequenos movimentos pendulares, mudando o peso da parte dianteira do pé para o calcanhar e deixando que este movimento pas-

---

* Refere-se ao reflexo que alinha, endireita, o corpo. *Transporte* é o exercício que se realiza voluntariamente desse reflexo postural. (N. do R.T.)

sasse por todo o corpo. Era impressionante com quanta sutileza sua aluna Anka Schulze podia situar as falhas na estrutura da coluna vertebral. Apesar de a explicação que davam não me *convencer* — eu sentia que na realidade não fazia falta explicar essa interessante experiência prática — era maravilhoso o que conseguiam e também a sensibilidade que punham em jogo. Tratava-se de uma verdadeira pesquisa.

Uma vez ou outra voltei a esses movimentos de balanço. Assim descobri um dos princípios básicos do movimento eutônico: o *transporte*, ou seja, o fluxo das forças antigravitacionais através da estrutura óssea da coluna vertebral, dos pés até o atlas. O que me permitiu tomar consciência da importância da estrutura óssea para a correta distribuição do peso e do uso da exata quantidade de energia para cada movimento.

Só posteriormente encontrei a explicação do reflexo postural, que endireita a coluna levando-a a uma posição normal sem a necessidade de utilizar os músculos exteriores para sustentar o tórax, o pescoço e a cabeça.

— *Então você pensou na função dos ossos desde os primeiros movimentos?*

— Não entendi, no início, por que era tão importante, porém podia senti-la em meu próprio corpo. A explicação que os professores davam na época para justificar o movimento de balanço não me satisfazia, então continuei estudando e observando em outras pessoas, e cada vez mais me convencia da importância da estrutura óssea.

— *Que comentários eram feitos na escola de Rothenburg a respeito do movimento de balanço?*

— Sua finalidade era estimular as contrações do diafragma e o processo respiratório. Supunha-se que a força do diafragma podia ser aproveitada para realizar qualquer tipo de movimento e de esforço. O que experimentavam era, na realidade, a inervação reflexa dos músculos profundos, base da postura e da força: o transporte, em linguagem eutônica.

Nessa época, não existia uma explicação científica para este movimento. Agora que o dr. Wyke descobriu os mecanorreceptores, sabe-se que a distribuição correta do peso provoca este enorme estímulo em todas as articulações e favorece não só a respiração como também todo o metabolismo. Ficou claro para mim pelo estudo que posteriormente realizei sobre a importância dos ossos. Mas ninguém falava sobre os ossos em Rothenburg. Minhas pesquisas levaram-me à conclusão de que não poderia haver outra explicação.

— *Então o apoio não era na realidade dado pelo diafragma...*

— Era dado pelo conjunto das vértebras, o conjunto da estrutura óssea, o reflexo postural na musculatura profunda, a força antigravitacional.

— *Você poderia explicar em detalhes a ação deste movimento de pêndulo?*

— Os mecanorreceptores registram as mudanças de pressão, inclusive as mais leves, que se produzem nas articulações pelas variações na distribuição do peso. O resultado é extraordinário no que diz respeito ao estímulo do metabolismo e da respiração.

Lembro-me de que uma manhã, quando praticava o movimento de balanço com a irmã Anita, experimentei pela primeira vez a sensação consciente do espaço interno de meu corpo. Depois da aula, continuei trabalhando sozinha durante uma hora. Tudo parecia muito leve e sentia meu corpo livre no espaço externo. Mas, como ocorre freqüentemente, experimenta-se uma sensação por breves instantes e em seguida não se sabe como produzi-la novamente.

— *Aconteceu com você enquanto realizava o movimento de balanço?*

— Sim, logo depois da aula. Sentia o espaço que me rodeava e percebia a mim mesma também como espaço. Isso me convenceu de que devia haver algo muito mais profundo por trás desse movimento de balanço. Na realidade, esse era o exercício principal, apesar de haver outros, que conectavam a respiração com o andar.

— *Ouvi dizer que na escola Schlaffhorst-Andersen também se realizavam estudos sobre a respiração e a linguagem.*

— De fato. Mesmo que eu não compartilhe de seu enfoque sobre o ensino do canto, suas pesquisas sempre me pareceram interessantes. Eu me perguntava, por exemplo, por que a voz, além de produzir sons musicais, podia expressar também a personalidade do cantor. Os resultados musicais não eram de meu ponto de vista suficientemente bons; porém serviam para demonstrar que a música é ao mesmo tempo a expressão de uma personalidade: ao cantar alguém dá algo de si mesmo, simultaneamente. Para eles tratava-se simplesmente de uma questão pedagógica. Em suas pesquisas sobre como as pessoas podem usar equivocadamente sua voz, os professores foram longe demais e estragaram suas vozes. Isto fez com que tratassem de averiguar em seguida quais haviam sido os seus erros.

— *É verdade que a partir das experiências que me relatou você chegou posteriormente à integração consciente da estrutura óssea?*

— Um dia, quando caminhava pela praia para tomar um pouco de ar fresco, senti repentinamente a totalidade de meu esqueleto, com todos seus detalhes, sua beleza e perfeito funcionamento, de um modo que nunca poderia ter imaginado. Foi uma experiência muito profunda, acompanhada de um sentimento de segurança e felicidade que nunca esquecerei. Sentia os músculos como um traje perfeito, confeccionado por um costureiro italiano. Era maravilhoso mover-se assim. A experiência durou em torno de quinze ou vinte minutos e em seguida desapareceu.

— *Quando isso ocorreu?*

— Deve ter sido no início de 1941. Despendi vários anos de trabalho intenso para alcançar novamente essa sensação de totalidade da estrutura óssea. Muito depois soube que na cultura esquimó adquirir essa consciência do esqueleto faz parte de uma iniciação especial. Consegui vários livros sobre a importância da estrutura óssea, especialmente norte-americanos, como o de M. Todds, *The thinking body*. Um de meus alunos, em seu exame escrito, referiu-se à importância dos ossos nas diferentes culturas, citando provérbios e ditos populares.

— *Que interessante! E tudo isso leva ao movimento; pois você estava procurando a leveza do movimento, não é?*

— A facilidade do movimento, de um movimento que não interferisse na respiração. Temos aqui um dos pontos em que não podia estar de acordo com o que se ensinava na Rothenburg Schule. Havia ido lá com a intenção de aprender sobre movimento cênico para atores e cantores de ópera. Eles insistiam que sempre se deve esperar o impulso respiratório antes de representar ou cantar, mas se alguém procede assim, a orquestra se adianta. É um princípio insustentável: a inspiração se produz espontaneamente quando existe uma intenção correta — sei disso agora — e quando não há fixações no tônus muscular. A partir do trabalho da Rothenburg Schule de Clara Schlaffhorst e Hedwig Andersen, os professores Horst Coblenzer e F. Nuhar, de Viena, estudaram o diafragma. Utilizando raios X realizaram algumas pesquisas excelentes. Ao finalizar cada expiração, o ar entra de imediato novamente nos pulmões.

— *Trata-se então de um reflexo?*

— Em Rothenburg contava-se jocosamente uma anedota vinculada com este impulso. Anka Schulze, a diretora da escola, ia viajar: está parada na plataforma; chega o trem; Anka espera sentir o impulso para levantar sua perna, porém o trem parte antes da chegada do impulso. Eu não estava pre-

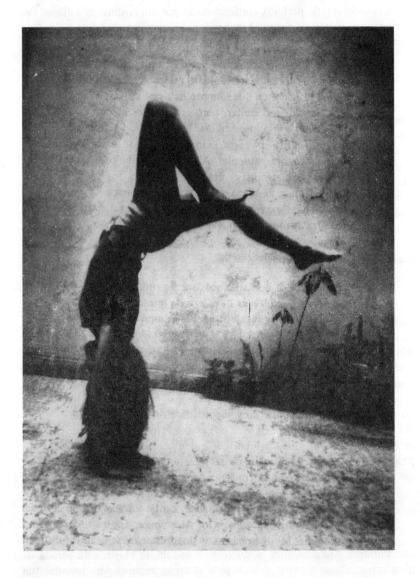
Estimular as crianças no jogo e na atividade corporal

sente e não posso garantir a veracidade desta história, mas ela mostra exatamente aquele detalhe que tanto me irritava em Rothenburg. Não obstante, o que se ensinava sobre o movimento era correto.

— *Como conseguimos movimentos que não interfiram no processo respiratório?*

— Por meio da utilização da musculatura profunda, ao adotar uma postura correta e orientar convenientemente a energia. O tônus tem de ser o mesmo em todos os músculos para mover-se com um mínimo de esforço. Isso dá tal liberdade que alguém pode falar, cantar e trabalhar todo o tempo necessário sem experimentar cansaço. Ao empurrar contra uma resistência com as mãos, a partir dos ombros e sem pressionar, se usam os músculos diretamente pousados sobre os ossos. Isso permite uma melhor circulação, especialmente no nível das axilas. Empurra-se tratando de não bloquear em nenhum ponto o fluxo de energia.

— *As partes mais delicadas do corpo são as articulações, pois nelas pode-se facilmente perturbar a circulação.*

— Observei que certos estudantes de violino tinham as mãos frias devido a esse tipo de bloqueio no fluxo energético. Quando há tensão na axila, a circulação de ida e de volta até a mão encontra-se sumamente perturbada.

— *O que mais você pode nos dizer sobre a técnica do transporte?*

— O conceito de transporte está vinculado ao reflexo antigravitacional, na postura e nos movimentos. Chamamos transporte à utilização consciente do reflexo postural ou reflexo de estiramento, para distingui-lo do reflexo inconsciente.

— *Os estudantes aprendem no começo dos cursos a prática do transporte?*

— Esta prática se realizava habitualmente no final dos estudos. Agora tratamos de incluí-la já durante o primeiro ano. Começamos pelas vibratórias. Mesmo que não seja algo perfeito, já é uma primeira aproximação. Fazemos isso para que as pessoas adquiram consciência de seus ossos, ao mesmo tempo em que reforçam sua sensação de segurança ao sentir que possuem uma boa estrutura.

Neurologicamente falando, não é possível sentir o interior dos ossos, mas podemos sim perceber as articulações por meio dos mecanorreceptores. A percepção do osso se realiza a partir da forma da camada externa ou periósteo. Leva muito tempo desenvolver esta aptidão, mas se alguém sente a vibração que passa pode chegar a perceber facilmente a diferença entre um músculo e um osso.

Ao saltar em posição vertical, por exemplo, os ossos intervêm mais ativamente; o mesmo ocorre ao cavalgar. As crianças pequenas gostam de sentar-se sobre o joelho de uma pessoa mais velha e fazer esse movimento. Antes de começar a caminhar, tratam de adotar por si mesmos a posição vertical agarrando-se a algo com as mãos.

— *O que é benéfico para seu desenvolvimento, não é?*

— Com efeito. Fazem isso justamente para fortalecer o reflexo da posição vertical. As crianças praticam sozinhas, durante vários meses, até que um dia, repentinamente, são capazes de soltar-se. Cambaleiam um pouco, mas conseguem se manter. Estão conscientes dessa novidade e tratam de repeti-la muitas vezes. Nenhum pai deve estimular seu filho para que caminhe antes do tempo. Se alguém dá a mão a uma criança e a faz caminhar antes desse momento, puxará o braço e a mão, podendo desse modo, facilmente, deformar suas articulações e quadris e forçar seus músculos. Às vezes se vêem certas mães caminhando pelas ruas com a criança desvalida pendurada por um braço, caída sobre suas próprias pernas, a coluna vertebral em posição incorreta... Desse ponto de vista é algo terrivelmente prejudicial para a criança.

— *Voltando às vibratórias... No trabalho eutônico com adultos, elas também podem ser produzidas de modo passivo?*

— Sim, algumas vezes. Mas não costumamos fazer em um curso de curta duração, já que não é possível controlar todos; nesse caso é preferível que cada pessoa faça algo por si mesma. Nós, porém, trabalhamos esse aspecto de forma muito completa em minha escola. É um processo longo para os professores aprenderem a ajudar os alunos a dirigirem as vibratórias a partir do joelho ou da articulação do pé.

— *Estando deitados?*

— Sim. O aluno deve aprender a sentir e situar os pontos em que se produzem *barreiras* nas *vibratórias*, devido a uma tensão demasiadamente grande ou a uma colocação defeituosa das vértebras. Deve aprender também a atuar para desarmar o bloqueio. Para isso, é preciso uma consciência muito precisa da zona e do itinerário percorrido por uma onda vibratória. O professor deve orientar a vibratória com grande exatidão, e isso não é fácil. Descobri que era uma tarefa muito difícil controlar meus alunos, a menos que eles tratassem de vibrar com alguém. Então verificamos que, ao fazê-lo corretamente, todo o esqueleto vibra, até a cabeça e as articulações da mandíbula.

— *Estava pensando que nesse caso se produz uma extensão da onisciência por meio do corpo.*

— Nós acompanhamos todo o trajeto desde os pés até a cabeça, como fazemos sobre o esqueleto. No começo, era difícil para os alunos e observavam-se fixações aqui e ali. Não podem se ocupar da orientação do movimento sentindo ao mesmo tempo a totalidade do corpo.

— *Poderíamos dizer então que para o principiante a forma mais fácil de experimentar o efeito das vibratórias é a passiva, quando o professor atua sobre seu corpo.*

— É assim. Porém, como disse antes, cada qual deve sentir corretamente desde o início, quando salta, que se trata de um transporte. Alguém poderia realizar o mesmo exercício vibratório apoiando-se com as mãos no espaldar de uma cadeira. O exemplo não é perfeito, mas lhe dá uma idéia sobre isso.

— *É uma boa oportunidade para falar sobre as cadeiras de balanço.*

— (Rindo) As cadeiras de balanço foram usadas durante muitos séculos. O professor Barry Wyke descobriu que esse tipo de balanço faz trabalhar os mecanorreceptores ao longo de toda a coluna vertebral. Ao empurrar com o pé, produz-se o transporte. Despertam-se os reflexos e estimulam-se a circulação e o metabolismo. Por conseguinte, o professor Wyke solicitou que o Estado entregasse uma cadeira de balanço para cada aposentado.

— *Isso aconteceu na Inglaterra?*

— Sim. E foram alcançados excelentes resultados com as cadeiras de balanço. Inclusive curaram-se pacientes com câncer e outros melhoraram tanto que puderam suportar a operação que antes era impossível realizar.

— *Ele escreveu algum livro sobre esses fatos?*

— Apresentou-os em uma conferência em Talloires, em 1978. Nós o havíamos convidado para que falasse no trigésimo aniversário de nossos cursos de verão na França, no lago Annecy. Disse que as cadeiras de balanço economizariam ao governo grandes quantidades de dinheiro a ser gasto em medicina e outros tratamentos.

— E qual foi a reação do governo?

— Não sei se seus planos se realizaram ou mantiveram-se como projeto.

— Poderia nos dizer mais alguma coisa sobre o professor Wyke?

— O professor Wyke é australiano e dirige atualmente a Unidade Neurológica do Colégio Real de Cirurgiões da Inglaterra, em Londres. É também supervisor de pesquisa neurológica em muitos países da América, na Rússia e em alguns países da Europa Oriental.

— É um homem jovem?

— Não sei exatamente a sua idade. Deve ter cerca de 60 anos. É autor de muitos artigos e diretor da coleção "Disorders of Human Comunication". Seu livro *Neurology of voice* será publicado proximamente.

— Você teve alguma relação mais direta com ele durante os festejos do aniversário celebrado em Talloires?

— Eu o havia convidado para que conhecesse nossos trabalhos, especialmente os que realizávamos com alunos paralíticos ou privados de algum membro. Viu uma de nossas alunas, com ambas as pernas amputadas acima da metade da coxa, caminhando sem muletas. Viu também o filme no qual se podia apreciar seu movimento livre e os estudos de movimento em grupo e se mostrou muito impressionado. Com sua descoberta dos mecanorreceptores, Wyke deu respaldo científico a nosso trabalho com quadriplégicos.

— Desculpe-me por perguntar novamente, mas poderia me dar uma breve explicação sobre os mecanorreceptores? São terminações nervosas, não é?

— Sim. Existem quatro receptores muito pequenos em todas as cápsulas das articulações que registram a influência da gravidade, que reagem ante cada mudança de pressão determinada pela postura e pelo movimento no espaço, estimulando também a respiração e o metabolismo. Recebemos a "informação" sobre esta adaptação que se produz no nível das cápsulas da articulação, porém nos ossos se observam somente as vibrações. Como disse anteriormente, só é possível ter consciência da forma dos ossos por meio do periósteo, que os recobre externamente.

— Você acha então que ali reside a explicação do êxito obtido na reabilitação de paraplégicos, por exemplo?

—- E também de crianças com hipotonia severa, impossibilitadas de endireitar-se, cujos reflexos não trabalham adequadamente.

— *E os espásticos?*

— Trata-se de um problema diferente. Os espásticos têm de aprender a influir sobre o seu tônus muscular no sentido de normalizá-lo. Apesar de os espasmos se produzirem como conseqüência de lesões cerebrais, pode-se aprender a controlá-los.

— *Introduzindo a consciência?*

— Com efeito, em seguida, a atitude de controle se torna habitual. Em primeiro lugar, é preciso aprender a influir sobre o tônus muscular por meio da pele, que tem a capacidade de modificar e normalizar o tônus muscular geral.

O dr. Wyke realizou uma conferência em Copenhague, no Congresso de Medicina Manual, realizado em 1977, e se referiu aos mecanorreceptores nos seres humanos. O dr. Grillner, do Instituto Karolinska de Estocolmo, expôs sobre o mesmo tema, porém em relação aos animais. Eu não assisti a essas conferências, mas o professor Derbolowsky, um neurologista de Hamburgo, que havia estado em contato com meu trabalho durante muitos anos, encontrava-se presente na sala. Durante o debate se referiu a meu trabalho com quadriplégicos e perguntou ao dr. Wyke se os mecanorreceptores podiam ser a explicação para o êxito de nossos tratamentos. Wyke estava de acordo com esta interpretação.

— *Então a descoberta dos mecanorreceptores foi tão importante para você quanto a descoberta do sistema gama?*

— Eu sabia na prática como trabalhar, mas precisava do apoio de uma explicação científica.

— *Os mecanorreceptores estão vinculados às cápsulas da articulação dos ossos enquanto o sistema gama está relacionado com a elasticidade dos músculos. É isso?*

— Exatamente. O professor Derbolowsky telefonou-me depois da conferência para que nos reuníssemos com o professor Wyke no dia seguinte pela manhã. Ainda que para isso eu devesse interromper o curso de verão que estava dando na França, compareci ao encontro. Soube em seguida que os médicos dinamarqueses, que durante quarenta anos haviam ignorado meu trabalho, sentiram-se amargurados ao inteirar-se da discussão e ao ouvirem mencionar meu nome e o de minha escola com tanta freqüência nessas jornadas. O dr. Wyke disse-me que alguns anos antes havia ouvido comentários a respeito de meu trabalho na Dinamarca. Só pude agradecer-lhe a atenção e dizer-lhe quanta importância havia tido suas descobertas para nós. Apesar de havermos estado trabalhando com êxito durante muitos anos, sempre nos interessava conhecer o aspecto teórico dos problemas. O professor Wyke prometeu enviar-me todos os seus artigos e ajudar-nos a estudá-los, e assim o fez. Em seguida convidei-o para a reunião de Talloires, na França, em julho de 1978.

— *Você continuou mantendo o vínculo com o professor Wyke?*

— Desde então tem vindo todos os anos para oferecer seminários para nossos estudantes. Está muito satisfeito com a capacidade de compreensão de nossos alunos e pelo seu interesse no tema.

— *Como tratava os pacientes quadriplégicos antes de conhecer os princípios básicos?*

— Solicitavam a minha ajuda em casos em que os especialistas não podiam dar nenhuma esperança de melhora. Em primeiro lugar, tratava-se de reativar a circulação sanguínea como base para toda a reeducação. Em seguida vem a redescoberta da sensibilidade, o que pode levar muito tempo. Porém, por intermédio do tratamento do contato profundo por meio das articulações, por exemplo, e em toda coluna através de cada vértebra, alcançamos os pequenos músculos mais profundos e melhoramos a circulação até o ponto em que o paciente paralisado consegue ter novamente os pés quentes e a pele normal.

— *Parece milagroso.*

— De certo modo é e pode ser atingido com apenas um tratamento semanal se o aluno realiza seu próprio tratamento todo dia. Fiz a experiência com um paciente paraplégico, diretor de um programa de rádio de ondas curtas em Copenhague. Havia perdido por completo a sensibilidade nas pernas, e ao não senti-las se queimava com o aquecedor. Tinha profundas feridas que não podiam cicatrizar. Porém, depois de um curto tratamento, curou-se.

— *O que acontece depois dessa primeira etapa destinada a restabelecer e a regular a circulação sanguínea?*

— A etapa seguinte é destinada às vibratórias, através dos ossos, a partir das plantas dos pés, dos joelhos, do trocanter e dos ísquios. Isso dá ao paciente a sensação de que algo está vivo novamente na área paralisada. Algumas vezes um frio intenso nessas partes constitui o primeiro sinal de que a circulação funciona novamente. Uma vez que a circulação se normalizou, pode-se continuar trabalhando com as resistências e o paciente aprende a empurrar com sua estrutura óssea.

Um dos primeiros casos desse tipo que tratei foi um jovem, no México, onde me pediram que fosse, no ano de 1968. Transcorridos dois anos de tratamento, os especialistas não podiam dar-lhe nenhuma esperança de uma melhora posterior utilizando o sistema tradicional. Depois da preparação prévia para melhorar a circulação e as sensações, notou-se uma reação positiva, especialmente nos braços. Ao fim de seis semanas de aulas o rapaz era capaz de deslizar sobre a plataforma sobre a qual devia manter-se em posição vertical durante várias horas do dia, por motivos circulatórios; dobrando seus joelhos, conseguiu em seguida empurrar para cima novamente, apoiando os pés contra o solo. Em seguida, sugeri que ficasse em pé e caminhasse com muletas. Fiz a experiência e isso causou a ele uma impressão tão grande que provocou uma crise. Nesse momento eu não sabia que, ao despertar após a operação, o psiquiatra lhe havia dito que nunca voltaria a caminhar e que não deveria confiar em ninguém que quisesse convencê-lo do contrário. Durante sua permanência no hospital, repetiam-lhe isso constantemente. Eu estava muito triste porque isso aconteceu no último dia de minha estada no México e não podia continuar ocupando-me de seu problema.

Porém, ele viajou logo depois a Houston para consultar o professor que o estava tratando. Este percebeu imediatamente que se havia produzido uma grande mudança e permitiu ao jovem começar a prática para aprender a utilizar um automóvel para deficientes. Só então compreendeu que havia ocorrido algo muito importante para ele. No ano seguinte veio à Europa com um amigo e assistiu a dois de nossos cursos de verão, em Fischerhude e Talloires. No final de sua estada havia melhorado tanto que podia levantar seu joelho. Uma vez, em uma aula em grupo, ele estava deitado ao meu lado e, enquanto eu explicava um exercício, toquei-lhe muito suavemente o pé. Levantou a cabeça e me perguntou o que queria. Ambos nos surpreendemos com esta reação tão sensível quanto inesperada. Lamentavelmente, durante a viagem de volta ao México, ele e seu amigo sofreram um acidente de automóvel. O amigo ficou completamente paralisado e ele sofreu sérios danos nos rins.

Ficou impossibilitado de mover-se durante muito tempo. Mas começou a trabalhar com seus próprios meios e pôde recuperar o mesmo nível anterior. Mesmo não caminhando normalmente, conduzia seu automóvel, podia mover-se e sentar-se em uma cadeira. Pôde então ganhar a vida dando aulas em vários idiomas; em seguida terminou seus estudos sem necessidade de ajuda econômica. Agora está casado e feliz. Encontra-se no mesmo estado em que o deixei. Isso mostra que havia aprendido bem a trabalhar por sua conta.

— *Esse caso, e o que mencionou anteriormente, demonstram que, mesmo que esses pacientes não possam voltar a caminhar normalmente, seu estado pode ser enormemente melhorado. E o que é mais importante, podem aprender a maneira de educarem-se a si mesmos.*

— Realmente, apesar de todas as dificuldades e do problema renal, valia a pena tentar melhorar a circulação sanguínea. Aprendeu rapidamente a sentir de novo a sua pele. Depois tivemos muitos casos semelhantes.

— *Entretanto não lhe perguntei como foi exatamente o começo da utilização da eutonia como técnica terapêutica auxiliar.*

— Nunca havia pensado em usar a eutonia como terapia. Mas tive uma aluna no seminário para professores de jardim-de-infância da Kopenhagen Fröebel High School, que havia estudado balé quando era criança e em certa ocasião, quando treinava muito intensamente para um espetáculo, sentiu cãibras em ambas as pernas. Tinha então 8 anos. No Hospital Ortopédico cortaram-lhe os tendões dos dois tornozelos e substituíram-nos por tendões de gato. Depois da operação nunca pôde voltar a caminhar corretamente e uma perna estava encurtando cada vez mais. Quando a conheci tinha 28 anos e sentia dores ao caminhar. No seminário sugeriram-lhe que abandonasse o estudo, já que um professor de jardim-de-infância deve permanecer de pé a maior parte do dia e era impossível que ela trabalhasse estando permanentemente com dor.

Sentia-se muito infeliz. Disse-lhe que se permitisse eu tentaria aliviar um pouco a sua dor. Recostou-se no sofá e comecei a trabalhar sobre sua perna completamente rígida. (Uma perna era sete centímetros mais curta que a outra, razão pela qual devia usar solas especiais nos sapatos, o que a afetava esteticamente.) Então ocorreu algo inesperado: a perna inteira começou a transpirar e grandes gotas, como lágrimas, escorriam e umedeciam o que estava em contato com ela. A perna ficou quente e relaxada e em poucos minutos recuperou sua longitude normal. Muito emocionada ela me contou que cada vez que via o médico, este acrescentava outro centímetro à sola. O quadril estava torcido e superelevado pelo esforço muscular e a perna ia se encurtando progressivamente. Este único tratamento foi suficiente e liberou a tensão acumulada durante tanto tempo. Desde então sentiu-se muito melhor e até pôde calçar sapatos normais. Essa experiência produziu em mim um verdadeiro impacto.

— *Parece outra vez um milagre.*

— Ela é uma de nossas melhores diretoras de jardim-de-infância. Realiza um trabalho extraordinário e tem estado bem plantada sobre os pés desde então. Depois dessa experiência e ao comprovar que casos como este podiam ocorrer em nossos hospitais ortopédicos e sob o controle dos melhores professores, senti-me obrigada a prestar-lhes atenção. Esta moça havia sofrido dezoito anos de dor constante e progressiva e nenhum dos especialistas em ortopedia havia percebido que a perna se encurtava cada vez mais devido à rotação do quadril.

VIII
OSSOS E MÚSCULOS

Como adquirir consciência dos ossos. Mais informações sobre contato e reflexo postural. Função da musculatura profunda (esquelética) e da musculatura externa (dinâmica). Posição em pé. "Linha alba". Quadrado lombar e transporte. Há apenas uma maneira correta de caminhar?

— *Por que para a eutonia os ossos são mais importantes do que os músculos?*

— Ambos são importantes. Sem dúvida, aqueles que ensinam ginástica e educação para o movimento freqüentemente esquecem que é possível trabalhar e mover-se com maior economia de esforço quando existe a consciência do movimento dos ossos em vez de proceder utilizando exclusivamente a força muscular. Se você pensar na postura, verá que há uma interação entre as forças gravitacionais e antigravitacionais no nível da espinha dorsal. Os ossos exercem esta ação sobre os músculos a eles vinculados. A estrutura óssea descansa no solo e se mantém erguida pela ação dos pequenos músculos internos que rodeiam as vértebras e não pelos grandes músculos dinâmicos exteriores.

Ao estudar a forma de cada osso, do pé até o joelho e a articulação do quadril, da borda inferior da pelve até a parte superior do sacro, vemos que se ajustam tão perfeitamente um ao outro que podem suportar a estrutura total dos pés à cabeça. Em Copenhague trabalhamos com um esqueleto deitado sobre o solo. Se o empurramos levemente, a partir do calcanhar, veremos que todo o esqueleto vibra até a cabeça e que a mandíbula se abre. A onda vibratória passa pelos ossos sem que participe um só músculo dinâmico.

Mas há vários músculos vinculados a cada osso e, ao trabalhar pensando no osso, atingimos ao mesmo tempo os músculos relacionados com ele. Isso é fundamental. Por outro lado, quando trabalhamos com um grande músculo externo, não o fazemos de modo passivo.

— *Por exemplo, quando se estimulam mecanicamente ou por meio da massagem elétrica...*

— Não, isso seria passivo também do ponto de vista do paciente. Mas se este tem uma clara sensação do volume de cada osso, que inclui até o periósteo, todos os músculos vinculados a esses ossos obterão um tônus equilibrado, condição ótima para o movimento. Comprovei isso repetidamente e seria o tratamento mais eficaz desde o começo. Porém é muito complicado porque deveríamos começar aprendendo a encontrar a forma total do osso por meio do periósteo. Imagine somente quantos músculos estão vinculados à tíbia! Não é possível trabalhar com cada músculo individual de uma maneira isolada. Procuramos averiguar o possível sobre os ossos e isso leva muito tempo. Rodeamos um membro enfermo com nossas mãos e fazemos contato, acrescentando ou retirando energia. Mas não é possível, por exemplo, rodear a articulação do pé o tempo todo, por isso a ação se torna muito mais eficaz se o paciente tem a clara sensação de seu astrágalo, por exemplo, e do perônio, da tíbia e do calcâneo que o rodeiam. Dessa maneira a situação pode ser modificada em poucos minutos. Porém, de todo modo, convém desenvolver a capacidade de sentir o periósteo.

— *Onde reside exatamente a dificuldade? Na imaginação?*

— Sim. Deve-se começar com uma clara imagem espacial da posição de articulação e da cápsula da articulação para em seguida desenvolver uma sensação real do interior da cápsula, pois de outro modo a pessoa permanece fora de seu próprio corpo. A maioria das pessoas pode imaginar muito bem os ossos porque aprendeu bastante sobre eles em seus livros de anatomia, e chega a ter alguma idéia a respeito. Porém demora muito incorporar essas imagens como sensações dentro do próprio espaço corporal. Há dez anos complementamos nossas aulas de anatomia com uma parte prática na qual os alunos aprendem a incorporar cada osso dentro de seu corpo. Isso tem dado bons resultados porque a pessoa chega à etapa de consciência de seus ossos no período inicial de seu treinamento.

— *Para mim este é um dos pontos mais notáveis de seu sistema. Quando se refere ao papel dos ossos no movimento está estabelecendo a essência de um enfoque genuinamente estruturalista. Cada osso está vinculado a um conjunto de músculos que influi sobre ele; não se trata, pois, de uma entidade isolada, mas de uma Gestalt dinâmica.*

— Cada músculo vinculado a esse osso tem o mesmo tônus, que produz o equilíbrio de tensões necessário para o movimento harmônico. Se houvesse diferentes níveis de tônus, a corrente de energia através do sistema nervoso encontraria músculos débeis e outros que oferecem mais resistência. Trata-se de diferenças sutis, mas que impedem a clareza e a perfeição de um movimento.

— *Poderíamos voltar a falar sobre o conceito de contato e sua conexão com o reflexo postural?*

— O reflexo postural é um reflexo básico do homem. Atua no momento em que os pés se firmam no solo pela ação do peso. Em contrapartida, o contato, em eutonia, é um ato consciente da pessoa. No reflexo postural a força antigravitacional — de igual valor, mas de sentido contrário ao peso do corpo — trabalha independentemente da vontade. Porém esse mesmo tipo de reflexo pode ser ativado de qualquer outra parte do corpo (mão, cotovelo e ísquios, por exemplo) se se empurra a partir dessa parte contra uma resistência (o assoalho, uma parede ou contra outra pessoa). Usamos esse efeito, que chamamos de transporte, como base para todo esforço, seja ao empurrar ou ao apoiar. Isso significa que mobilizamos principalmente os músculos profundos do esqueleto, aqueles que não podem ser tocados de fora. O único músculo que intervém no reflexo postural e pode ser tocado é o quadrado lombar, o grande músculo que vai da pelve até as costelas inferiores.

A musculatura profunda somente deveria ser usada para incorporar-se e permanecer de pé. Isso é algo sumamente importante, que deve ser mencionado, porque vai contra todos os princípios nos quais se apóia a ginástica tradicional. Ali se aprende a fortalecer os músculos exteriores, os músculos das costas e do estômago, para se ter uma boa postura. Com os músculos do estômago o resultado é ainda pior, já que ao se contraírem limitam a capacidade respiratória. Tudo isso torna-se muito pernicioso para os músculos laterais posteriores e para a organização dos chamados músculos dinâmicos, encarregados dos movimentos rápidos. Estes últimos possuem fibras diferentes das dos músculos esqueléticos; a circulação neles é mais rápida, porém se cansam facilmente e não são aptos para sustentar o esforço durante certo tempo. Se os utilizamos como músculos posturais, deformam-se e endurecem devido à produção de toxinas, queixa típica dos ginastas.

— *Poderia explicar como funciona o transporte nas posições em pé e sentada?*

— O reflexo postural que existe desde o nascimento se inicia na planta do pé e suporta o peso do corpo.

— *Qual é o trajeto dessa linha de energia?*

— Vai da planta do pé por meio da articulação do pé, do astrágalo, a articulação do tornozelo, o joelho e daí ao colo e cabeça do fêmur. A linha de energia segue pelos dois lados da pelve para encontrar-se na parte superior do sacro. Exatamente aí temos o suporte da quinta vértebra lombar, por toda a coluna até o atlas. É um apoio único, completo.

Na posição sentada, o reflexo se produz a partir dos ísquios, do mesmo modo que na posição em pé se produz a partir da planta dos pés. Vai adiante, dos ísquios, por meio dos dois ramos da pelve até acima do púbis. Essa parte é muito importante para o apoio dos órgãos internos. Se a posição não é correta, se produz uma lordose e os órgãos ficam posicionados muito para a frente; isso é especialmente importante durante a gravidez, pois o feto pode deslizar para a frente por falta de apoio. A comunicação entre os ossos da pelve e o púbis até o esterno está dada por meio da "linha alba", que proporciona um apoio elástico, em comunicação com os ramos do sacro: ísquios, ramos da pelve, púbis, "linha alba". Diferentemente do suporte que oferecem os corpos vertebrais, este é um apoio elástico para permitir a respiração profunda, a digestão e a gravidez.

— *A "linha alba" é uma linha imaginária?*

— Não, claro que não. Este é o ponto onde se unem todos os músculos do abdome. É um tendão elástico muito resistente que proporciona um apoio flexível até o extremo inferior do esterno. Sem dúvida o esterno participa de outra linha de transporte que começa nas mãos. Dali a linha passa pelos braços até os ossos da articulação do pescoço e esterno e alcança, pelas cartilagens, cada costela com suas articulações na vértebra.

— *Por favor, continue falando da postura.*

— Na posição sentada, o reflexo se produz do modo que já explicamos, porém se nos inclinarmos mais para a frente, conseguiremos maior apoio, inclusive para os ramos da pelve. Não devemos esquecer quanta importância tem para a postura. É essencial manter ambos os pés em uma posição paralela. Se os pés apontam para fora, não têm apoio da cabeça do fêmur até o sacro, e os ramos da pelve não podem constituir o contrapeso correto para o sacro e para a região lombar.

— *Por isso você dizia aos alunos de seu curso que experimentassem ambas as posições dos pés — a correta e a incorreta — para poder comparar as diferentes sensações?*

— Como lhe disse antes, quando os pés apontam para fora, a pelve sofre uma lordose e pressiona os órgãos internos para a frente.

— *Se durante a gravidez a mãe adota uma posição correta beneficiará a criança, que sentirá um bom apoio, mas também beneficiará a si mesma ao sentir menos dor nas costas.*

— Se a mulher grávida se posiciona corretamente, seu abdome será menos proeminente porque o feto está colocado exatamente dentro e na direção das costas. Os músculos da região lombar nunca deveriam ser forçados.

— *Boa oportunidade para pedir-lhe que me esclareça um pouco mais alguns pontos em relação ao quadrado lombar.*

— O psoas ilíaco e o quadrado lombar — que conectam as pernas com a pelve — são os únicos grandes músculos necessários para o transporte na área da pelve. O quadrado lombar é o único músculo profundo ou esquelético que pode ser tocado do exterior. Os músculos do estômago não participam dessa função; somente são influenciados de uma maneira global pelo nível do tônus do psoas e do quadrado lombar. Se estes músculos estão paralisados ou se os reflexos não estão desenvolvidos, é impossível manter-se em pé ou caminhar. Temos tido freqüentemente a sorte de poder ajudar alunos jovens com esses problemas por meio do tratamento eutônico.

— *Como faremos para sentir a relação entre o quadrado lombar e os pés ou as mãos? Exercendo pressão com as mãos contra uma resistência? Outro dia, na aula, quando você realizou um teste e nos posicionou uns frente aos outros como se lutássemos, com as mãos de cada um de nós em oposição às do outro, disse-nos que precisávamos de mais força e segurança no nível do quadrado lombar. Eu senti que em meu corpo a energia passava diretamente do apoio do solo para minhas mãos, sem ter consciência desta importante escala no quadrado lombar.*

— Quando há fraqueza na região lombar, o transporte a partir das mãos, pelo quadrado lombar até os pés, se perde. Pode faltar estabilidade na resistência ao mudar de posição porque a força se concentra nos braços e ombros, inibindo a circulação e a respiração. Isso faz com que a pessoa se sinta pesada e cansada.

— *Aqui estamos aludindo novamente à necessidade de sentir ao mesmo tempo todas as partes que intervêm na realização de determinada ação.*

— Exatamente. Se não há uma atenção completa, isolamos a energia em nossos braços, em nossas pernas ou em qualquer outra parte do corpo. Já expliquei que o reflexo antigravitacional não tem origem somente na planta dos pés, ainda que este seja o ponto mais importante; em qualquer parte do corpo que pressiona contra uma resistência podemos sentir essas fontes ou linhas de energia. Dali obtemos nossa força, essa "força eutônica" que é muito econômica porque nos músculos profundos as toxinas produzidas pelo cansaço são eliminadas mais rapidamente do que nos músculos externos.

— *Ao proceder dessa maneira — esclareçamos mais uma vez — qual é o papel específico dos músculos externos ou dinâmicos?*

— Os músculos externos são os que permitem realizar mudanças rápidas na orientação do movimento. Quando se usam corretamente o reflexo postural e o transporte em qualquer posição corporal, além da posição sentada e em pé, a musculatura dinâmica fica livre para efetuar todo tipo de reações sem encontrar-se bloqueada ou contraturada por vícios posturais.

— *Durante o curso você se referiu uma vez aos "frangos bem preparados cuja carne se desprende facilmente dos ossos".*

— Era para explicar que temos de deixar os músculos completamente livres em torno dos ossos quando queremos sentir sua circulação e forma exterior. Desse modo, os músculos profundos, que estão ativos o tempo todo exceto quando estamos deitados, podem ser completamente liberados. A maior tensão se produz quando não permitimos nunca que os músculos esqueléticos relaxem.

— *Na eutonia parece que se trabalham com ênfase especial os músculos profundos. E a musculatura dinâmica?*

— Para as posições em pé e sentada e para empurrar contra uma resistência usamos o reflexo da força antigravitacional. Para os movimentos de qualquer outro tipo empregamos a musculatura dinâmica. Na educação de nossos alunos tratamos de evitar os movimentos baseados na imitação, no estilo das ginásticas tradicionais. Todos os alunos devem explorar as possibilidades que oferecem as diferentes articulações, os movimentos que nosso corpo é potencialmente capaz de realizar. O aluno, por exemplo, tratará de iniciar o movimento e de dirigi-lo de certa parte do corpo, da orelha, nariz, da parte de trás da cabeça, do dedo — o polegar ou o mindinho — ou certa articulação, desenhando formas no espaço exterior, ao seu redor, e deixando que o corpo siga livremente essas linhas.

— Vemos então com clareza que o movimento eutônico integra todo tipo de músculo, não somente os músculos profundos, mesmo que se deva assinalar que um dos principais méritos da eutonia reside na recuperação funcional da musculatura profunda e sua integração com a musculatura externa dinâmica.

— Repito mais uma vez: somente no que se refere à postura e a tudo aquilo que envolve o uso da força trabalhamos conscientemente com os músculos esqueléticos, e nisso reside a diferença principal com outras disciplinas do movimento. As pessoas que não conhecem essa técnica sobrecarregam desnecessariamente seus músculos dinâmicos. Quem tem de carregar ou levantar pesos usa esta técnica, ainda que não tenha consciência disso; de outro modo não poderia realizar esses esforços. Os homens que realizam trabalhos pesados nas estradas não resistiriam à tarefa se não usassem seu corpo sabiamente. Podemos observar, por exemplo, a maneira de empurrar com seus pés contra o solo quando andam, levando cargas pesadas.

— Lembra que alguém lhe perguntou durante o curso qual era a forma correta de caminhar? Pode dizer-me algo sobre isso? Que parte do pé deve ser apoiada primeiro?

— Tudo depende da situação. Se alguém corre e está com pressa, o peso se coloca naturalmente na parte dianteira do pé. Porém se caminhamos pausadamente, olhando, por exemplo, as vitrinas das lojas, costumamos colocar o peso nos calcanhares. Uma pessoa tímida, que tende a evitar o contato com os demais, o demonstra com sua atitude retraída; seu peso estará possivelmente colocado atrás.

— Você quer dizer que as características das relações de vida de uma pessoa se refletem em seu modo de caminhar e parar?

— Quando uma pessoa mantém uma conduta corporal permanente podemos estar quase certos de que tem inibições em sua relação com os outros. A capacidade de variar a atitude corporal de acordo com as circunstâncias seria uma das características de um comportamento normal.

— É então uma necessidade ensinar às pessoas as maneiras de caminhar?

— Sem dúvida. Nosso corpo é formado para adaptar-se a qualquer situação. Mas existem algumas leis que permitem aproveitar ao máximo a energia, economizá-la. Deveríamos usar esse conhecimento nas posições sentada ou de pé, e em todos os movimentos necessários na vida cotidiana, que se repetem várias vezes. Do contrário, sobrecarregam-se desnecessariamente alguns grupos de músculos e também a coluna vertebral e os pés. É importante, pois, aprender a funcionar com um mínimo de energia.

IX
MOVIMENTO ANTECIPADO — *GLIDING BONES*. ESTUDOS DO MOVIMENTO

Novas descobertas provocadas por enfermidades. Microestiramentos. Inervação antecipada. É melhor pesquisar sem influências. Deslizamento (*gliding bones*) e tridimensionalidade dos ossos. Espaço corporal interno. Comunicação com o espaço externo e percepção da estrutura óssea. Estudos de movimentos. Um estudo dos ouvidos.

— *Interessa-me esclarecer outro conceito que você freqüentemente tem utilizado: o movimento* antecipado.

— Eu o descobri há aproximadamente dois anos, depois de haver sofrido uma terrível crise de saúde. Tive uma séria infecção virótica, com febre alta durante vários meses, seguida de uma osteoporose nas vértebras cervicais e dorsais, que se haviam quebrado anos antes em um acidente automobilístico. A dor no pescoço, costas e braços era tão forte que podia dormir apenas alguns minutos seguidos de cada vez. Os raios X mostravam cinco vértebras quebradas, deslizando umas contra as outras. Isso causava dor. Eu vi as radiografias, compreendi que não eram muito boas e não lhes dei maior importância. Não obstante, o professor Wyke percebeu o estado em que me encontrava e me fez um diagnóstico neurológico muito preciso. Ordenou-me que deixasse imediatamente de trabalhar, que me mudasse para um clima temperado e colocasse um colar cervical especial, rígido. Desafortunadamente, não podiam fabricar esse tipo de colar em Copenhague e o fizeram menos rígido. Notei que apesar de ser menos rígido produzia-me um efeito positivo, certamente devido a que, com o roçar, estimulava a pele; isso contribuía para melhorar a circulação. Além disso, um leve aperto fazia com que eu me lembrasse de que realizava movimentos errados. Pensei então que talvez pudesse me sentir melhor se estirasse um pouco a coluna, mas teria de ser um estiramento muito leve. O professor Wyke havia proibido qualquer manipulação da coluna. Apoiada sobre a escrivaninha eu procurava realizar um microestiramento. Mas, apesar de ser um deslizamento para cima com a parte superior de minha cabeça, que não superava um quarto de milímetro (depois também o experimentei a partir do sacro e do calcanhar), eu percebia que o efeito sobre a circulação era notável. Sabia que estava usando principalmente o sistema fusimotor, ou seja, o efeito que precede sempre a inervação motora.

— *Você se preparava para se mover, mas não se movia, não é?*

— Movia-me, mas não visivelmente. Como disse, atuava principalmente o sistema fusimotor, mudando o tônus. Observei, então, que podia decidir mover-me sem me mover em absoluto; desse modo inerva-se somente o sistema fusimotor sem provocar intoxicação muscular como na inervação motora, obtendo-se a mesma melhora da circulação. Pode-se praticar muitas posições diferentes, inclusive da cabeça, e não somente a partir da metade do corpo como eu fazia no começo. Ao girar a cabeça influímos sobre o ouvido e gradualmente se incluem todos os músculos do pescoço. Como se vê, alguém pode variar muito esta antecipação do movimento e a temos praticado em quase todas as partes do corpo; articulações da cabeça, pelve, ísquios, enfim, quase todas as articulações; também os braços e todas as diferentes partes das mãos.

— *Em qualquer posição?*

— Pode-se realizar em qualquer posição, mas é mais fácil em posição estendida. Aí então existe um estímulo ótimo dos mecanorreceptores.

— *Isso nos mostra que é um sistema coerente.*

— Minha grande experiência tem demonstrado que cada nova etapa se desenvolve naturalmente, por si só, a partir das anteriores. Sem que me proponha a realizar pesquisas especiais, a cada ano ocorre algo que torna mais claras e completas minhas experiências passadas. Portanto, procuro não ler muitos livros sobre os outros sistemas.

— *Você havia escutado antes algo similar a este movimento antecipado em algum outro sistema?*

— Não, mas repentinamente lembrei-me de uma de minhas primeiras aulas com Otto Blensdorf, quando eu tinha 7 anos. Ele estava sempre em contato com Dalcroze durante os cursos de verão em Hellerau, Dresden.

Disse-nos para nos deitarmos sobre o chão e pensar que estávamos "indo até nossos braços". Eu me recordo exatamente de que algo ocorreu, mas às crianças não importam as teorias e eu não era uma exceção. Posteriormente, Dalcroze nunca voltou a usar essa "antecipação" no movimento. Ele sempre procurou ter uma explicação científica para suas observações. Mas em 1914 tudo isso era uma grande novidade. O sistema fusimotor foi descoberto há não muito tempo, em 1945, por Granit e Koda, em Estocolmo. Somente agora se sabe em neurofisiologia o que ocorre por meio da intenção, a inervação antecipada.

— *Que influi principalmente sobre o tônus, o equilíbrio de tensões musculares.*

— Exatamente. Algumas vezes descubro algo ou tenho a sensação de que encontrei algo novo, porém não posso explicá-lo e, se é muito vago, tomo a precaução de não comentar com outras pessoas. Experimento-o primeiro em mim, até estar segura de que é correto e em seguida comento.

— *Só então pode ler também o que escreveram outras pessoas sem o temor de ser influenciada por elas.*

— Não quero misturar as coisas. Em todas as minhas descobertas posso ver cada fato muito claramente. Mas se me propusesse, nesse momento, a considerar as descobertas de outras pessoas deveria começar já a modificar ou a adaptar algumas idéias originais e prefiro não fazê-lo.

— *É um modo muito artístico de realizar um trabalho de pesquisa. Em contrapartida, em qualquer trabalho de pesquisa científica propriamente dito, antes de iniciá-lo é preciso conhecer tudo o que já foi descoberto nesse campo.*

— Os corpos de outras pessoas podem ser muito diferentes. Mas de acordo com minha experiência, eu estava muito segura de que podia produzir uma mudança em meu corpo e influir sobre minha doença. Não tinha nada que me guiasse, com exceção de minha própria experiência.

Quando fiquei doente, aos 17 anos, todos os médicos afirmavam que a cura era impossível e que eu tinha um curto período de vida. Estava completamente entregue aos meus próprios meios. A primeira vez que tive êxito com meu tratamento, senti que ele era algo que não dizia respeito somente a mim, mas que devia estudar a fundo para poder oferecê-lo e compartilhá-lo com os outros.

— *O "deslizamento" de ossos (gliding bones) é sua última descoberta?*

— Uma das últimas... O trabalho com os ossos começou há muitos anos na escola por meio das vibratórias que influenciam a medula óssea. Pensávamos então que os músculos estavam incluídos como uma totalidade no movimento. Mas podemos ver que quando se aplica o transporte — a força antigravitacional — na posição vertical, e também no movimento normal, ao levantar-se e ao caminhar são precisos muito poucos músculos para realizar a ação.

Existe uma grande diferença entre a abordagem da ginástica e a ortopédica — que supõe a necessidade de realizar um enorme esforço com os músculos das costas, por exemplo — e a abordagem eutônica, que é mais econômica e não produz bloqueios nem tensões corporais. Todo o pensamento da ginástica está orientado para tensionar e exigir do músculo separando-o de sua função natural. Ao observar que, na realidade, intervêm uns poucos músculos internos para a realização do mesmo movimento, deixando livre a musculatura externa para executar movimentos rápidos, mudanças de direção etc., comprovamos que existe uma notável capacidade de dissociação entre a musculatura interna, os músculos do esqueleto — ainda que não seja muito correta ou exata, esta expressão dá uma idéia mais aproximada ao refletir que se trata dos músculos diretamente ligados aos ossos — e a musculatura externa (os músculos dinâmicos).

Se uma pessoa está deitada pode procurar deslizar o osso, "estirá-lo" para a frente (a tíbia, por exemplo). Será possível então isolar os músculos externos, que podem ser situados ou tocados, e até podemos ainda registrar uma certa mudança da pressão do calcanhar. Mas a pele e os músculos externos se encontram relaxados, o que é perceptível e susceptível de ser medido. De qualquer maneira, está-se efetuando uma ação em torno do osso, que se desloca, muito pouco na realidade, porém muito claramente. Isso estimula notavelmente a circulação na musculatura interna que se encontrava submetida a uma pressão constante e, portanto, com o tônus muito elevado. Ao relaxar ou neutralizar a musculatura externa se alcança um minimovimento, um miniestiramento.

— *Poderia relatar alguma experiência em particular?*

— Temos tido a oportunidade de comprovar alguns resultados incríveis e inesperados. No último ano inscreveu-se no Seminário de Talloires uma aluna que há trinta anos sofria de paralisia em ambas as pernas, seqüela de uma poliomielite. Suas pernas estavam completamente descontroladas, flácidas, e era incapaz de movê-las ou estendê-las; devia ajudar-se sempre com as mãos para deslocar-se. Uma manhã, quando estávamos para começar a quinta aula (ela integrava um grupo de sessenta pessoas e não havia realizado anteriormente nenhum tratamento individual), nós a vimos de repente subir sozinha as escadas. Nos dias anteriores havia sido ajudada por três homens que a levavam até o primeiro andar, onde se encontrava nossa sala de aula. Mas agora avançava passo a passo, apoiando uma mão na balaustrada. Produziu-se, então, um silêncio mortal. No começo não a reconheci e pensei que era uma pessoa nova no grupo; quando percebi de quem se tratava, fiquei quase sem fôlego, enquanto ela exclamava incessantemente: "Eu posso, eu posso!" em um estado de grande excitação.

— *Que idade tinha?*

— Em torno de 35 anos e se encontrava paralisada aproximadamente desde os 5 anos.

— *Este resultado foi obtido depois do trabalho de deslizamento dos ossos?*

— Exatamente. Produziu uma notável recuperação da força na musculatura profunda, que se libera da pressão constante que suporta habitualmente. Ao se dissociar esses músculos da totalidade indiferenciada na qual têm estado incluídos quase sempre na vida cotidiana, se obtém uma enorme segurança. Se alguém, por exemplo, trabalha durante uns poucos minutos uma perna e logo se põe de pé, isso lhe dá a sensação de ter um membro de uma qualidade totalmente diferente, que lhe proporciona um bom apoio a todo esse lado do corpo; em contrapartida, a outra perna é percebida sem contornos e solta. Quando experimento este exercício com um grupo que não teve experiência prévia, ao expressar-se em seguida espontaneamente, durante a avaliação, os alunos confirmam esses fatos.

— *Você trabalha assim com todos os ossos ou com algum em especial?*

— O trabalho pode ser realizado com qualquer osso. Mas convém começar com os responsáveis pela estabilidade. É importante para todas as pessoas sentirem-se firmemente apoiadas sobre suas pernas, pela segurança que isso dá no nível psicológico.

— *Quais são, então, os ossos que você trabalha especialmente?*

— Os dos pés, das pernas e todos os que têm a ver com o reflexo antigravitacional: a tíbia, o fêmur, a comunicação com a pelve até a coluna. Porém, na realidade, trabalhando as mãos poderia conseguir o mesmo efeito se procurar, por exemplo, segurança ao executar um instrumento. Também é possível trabalhar todo o braço ou qualquer parte isolada.

— *Como conseguiu descobrir esta possibilidade do osso?*

— Experimentando vias que me ajudassem a superar minha artrite. Sempre disse que toda a eutonia surgiu de minhas próprias dificuldades. Às vezes, meus amigos me dizem brincando: "Gerda, há muito não descobres nada novo. Terás de voltar a ficar doente".

— *Também tenho ouvido entre seus discípulos menção ao tema da tridimensionalidade dos ossos. Do que se trata?*

— A partir do momento em que há consciência das três dimensões do osso, podemos chegar a perceber com mais clareza sua forma externa, quer dizer, o periósteo, onde se inserem os músculos. Ao trabalhar com o osso desse modo se afetam instantaneamente todos os músculos envolvidos em uma determinada ação. Nenhum trabalha contra os outros, todos têm o mesmo tônus, a mesma leveza. O efeito será mais intenso quanto mais se logre influenciar no músculo a partir de sua mesma inserção; para isso, será preciso trabalhar a partir do interior do osso.

Se ao caminhar pela rua alguém se sente cansado, talvez possa perceber que esteve trabalhando somente em uma dimensão, na porção anterior do osso. Se conseguimos completar sua "forma" com a consciência, nos parecerá que voamos: empregando a mesma energia se pode avançar com mais rapidez. Se todos os músculos sinérgicos se encontram no mesmo nível de tônus, os movimentos parecerão muito leves e se economizará energia ainda que seja preciso fazer esforços. O mesmo princípio se aplica ao empurrar algo muito pesado; se há equilíbrio muscular a pessoa sente facilidade e leveza.

— *No trabalho com as crianças, você pensa que é possível alcançar resultados neste sentido?*

— Ao tocar piano, por exemplo, as crianças compreendem quando se lhes diz que "façam contato" ou que deixem passar a "corrente". Assim se consegue o mesmo efeito de estiramento. As crianças sentem imediatamente a diferença.

Nas atas de nosso congresso de 1959, Bodil Farup — que já faleceu — referiu-se à pesquisa que realizamos em equipe com dez crianças com problemas de conduta. Eu repetia as mesmas experiências com todas as crianças. Isso aconteceu com Peter, de 8 anos, que não podia aprender a ler, escrever nem contar. Quando estávamos fazendo contato — a mão dele contra a minha e em seguida com suas duas mãos apoiadas, uma contra a outra — disse: "Agora Peter vai com você. Agora Peter está no braço; agora está aqui; agora está em tua mão". Ele expressava com toda clareza o que sentia em seu corpo e eu, por minha vez, podia controlar se suas palavras coincidiam com suas sensações reais; podia sentir o contato até cada um de seus dedos. Fizemos a experiência nas duas mãos. Imediatamente disse: "Agora um Peter está em uma mão e outro Peter está na outra mão". Mas completou: "Entretanto, Peter está na minha cabeça".

A pedagoga da escola telefonou-me no dia seguinte para me contar que quando a criança regressou de minha aula disse que queria escrever. E logo sentiu que podia aprender a fazer contas. Evidentemente, o tipo de experiência que havia realizado conosco permitiu-lhe superar alguma barreira que até esse momento estava freando seu desenvolvimento mental.

— *Atualmente já não se discute o fato de que as experiências corporais e o desenvolvimento intelectual estão intimamente relacionados?*

— O "deslizamento" dos ossos só é possível se existe uma experiência prévia com o espaço corporal, inclusive no trabalho com crianças. Eu tenho realizado muitas experiências nesse sentido com principiantes.

— *Como se obtém a experiência do* espaço corporal, *que é tão importante para você?*

— Começamos sentindo a distância de um lado a outro do corpo, procurando perceber o que está dentro. Trata-se de adquirir consciência das três dimensões do corpo, por meio do próprio corpo. De um limite da pele até o oposto nos diferentes setores: no tórax, nas pernas etc. Isso permite a liberação das fixações ou bloqueios no tônus e estimula sobretudo a circulação devido ao "espaço" que se cria. Podem situar-se — talvez não tão claramente no começo, porém cada vez com mais intensidade — os próprios bloqueios corporais, em torno do órgãos internos e também na musculatura.

— *Acho que é possível relacionar essas experiências de integração corporal com certas experiências auditivas que realizamos em educação musical. De imediato me ocorre uma correspondência: muitas pessoas, especialmente do sexo feminino, sentem dificuldades para perceber as simultaneidades sonoras — harmonia, contraponto — na música, por sua tendência a se relacionar exclusivamente com a melodia. Talvez a sensação que se tem ao perceber uma melodia seja similar de certo modo à de perceber somente uma parte ou um só lado da superfície corporal. Em contrapartida, quando você pede a seus alunos que procurem sentir o corpo na periferia (pele) mas ao mesmo tempo o volume contido no interior da pele, tem lugar uma experiência bastante parecida com a da percepção de uma harmonia, já que envolve uma nova dimensão na música.*

— Durante as primeiras lições, o aluno se deita no solo e procura sentir seu corpo em contato com ele. A seguir começo a pedir-lhes que sintam as diferentes partes do corpo que vimos trabalhando, porém "ao mesmo tempo", como se se tratasse de um acorde. Dessa maneira, e do mesmo modo que na música, um som pode ser mais importante ou proeminente que outro. Mas na consciência de cada aluno deve estar sempre como referência a idéia da totalidade, como ao escutar a simultaneidade de um acorde.

— *Isso é algo que deve ser levado em consideração e que deve ser desenvolvido, já que nem todas as pessoas alcançam por si próprias. A música no Ocidente está apoiada, construída, nos sons fundamentais do acorde. Como disse anteriormente, tenho observado que para os homens é em geral mais fácil do que para as mulheres se relacionarem com a estrutura harmônica da música que escutam. Ao captar em primeiro plano os baixos da harmonia relacionam-se com a essência da totalidade.*

— Certamente isso se deve a que as mulheres são geralmente mais emotivas do que os homens, que, regra geral, atuam de modo mais mental. Para eles é mais fácil entender ou ter uma noção de acorde.

— *Mas eu me referia não tanto a compreender, mas a escutar, a sentir. É como se algumas pessoas experimentassem certo temor em se aprofundar na massa sonora, submergir-se para chegar até o fundo, como um mergulhador na água. Ao escutar uma melodia não devemos permanecer na superfície, mas nos soltar, nos deixar cair até conseguir sentir o que há no fundo, abaixo. Para mim essa sensação se parece muito, repito, com a que se experimenta quando se sente a totalidade corporal.*

— A comunicação com o espaço externo constitui um grande passo à frente. Não permanecemos fechados dentro de nós mesmos, mas dirigimo-nos para o mundo exterior, estendendo nossa percepção para outras pessoas, sem perder a sensação proprioceptiva. Trata-se de conservar o equilíbrio pessoal na comunicação. Isso já constitui um ponto avançado no estudo e demora para ser alcançado. Não se trata de dominar o outro, mas de estar "ali" sem invadi-lo; de respeitar o espaço alheio.

O espaço do outro não é somente o que vemos. Inclui algo muito importante: sua zona de radiação. Existem pessoas que se "aproximam" tanto do outro que produzem uma sensação de afogamento, de sufocação. Alguns professores possessivos não permitem que seus alunos cresçam sozinhos, de modo independente. Um aspecto essencial de nosso trabalho consiste em se manter próximo, mas fora. É o que no jargão da escola chamamos de "neutralidade". Não significa que não tenhamos interesse na outra pessoa, mas preocupa-nos que possa manter-se livre e autônoma em seu próprio espaço. Durante os tratamentos, por exemplo, às vezes temos de limitar nosso próprio espaço já que, em caso contrário, o aluno ou paciente poderia sentir-se cada vez mais fraco em suas próprias reações. O eutonista o estimula e lhe dá o que precisa, fazendo com que sempre permaneça ativo. Insistimos sempre em que,

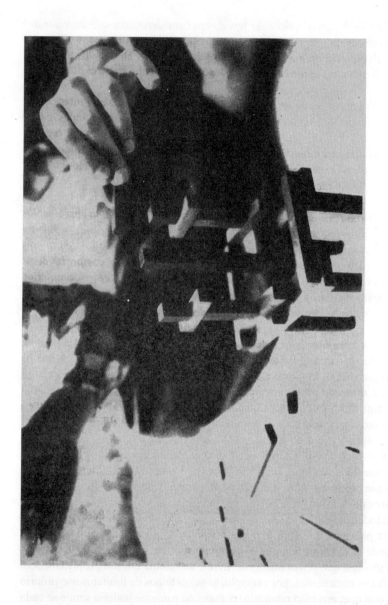

A "presença" corporal é mais intensa no próprio lugar da ação: neste caso, nos dedos (Ver também a p. 104)

especialmente quando se faz terapia, há que ajudar o outro sem superprotegê-lo e torná-lo dependente.

— *E isso é muito importante para qualquer pedagogia, qualquer psicopedagogia. Você explica assim, de uma maneira sensata e compreensível, algo que na realidade é muito complexo.*

— Antes de sair do espaço externo é preciso trabalhar, como disse, a percepção do espaço interno, mas, além dele, a estrutura óssea. A partir da estrutura óssea percebe-se a totalidade corporal e sua importância reside na conexão desse trabalho com o fortalecimento da noção ou sentido de eu. A estrutura óssea se utiliza, concretamente, do trabalho de *repousser*, rechaçar, empurrar para fora, tão freqüente nos movimentos realizados na vida cotidiana. Utilizando a estrutura óssea e envolvendo sempre o reflexo antigravitacional ou postural, consegue-se exercer mais força que por meio do puro trabalho muscular. A partir daí, e sempre a partir do espaço corporal, estende-se a comunicação para o outro e para o mundo externo.

Sempre que damos um novo passo incluímos o passo anterior. A totalidade deve incluir tudo o que se vai tratando. Os alunos devem avaliar periodicamente seu progresso pelas *posições de controle*. Essas posições constituem o único aspecto de nosso método a que voltamos sempre, todos os anos e a qualquer momento. Todos os grupos e escolas que trabalham em eutonia as usam.

— *Como uma espiral, sempre volta ao mesmo, mas em uma combinação superior.*

— Quando falamos de movimento eutônico ou de um comportamento eutônico incluímos todos os aspectos a que nos referimos anteriormente: espaço interno, espaço externo, estrutura óssea, estar "aberto" e em seguida percebermos a partir de nosso próprio corpo, como participante da comunicação, onde se encontram os bloqueios e as dificuldades. Por isso não nos deixamos sugestionar pelas receitas escritas com tais ou quais indicações pelo médico que nos envia um paciente: devemos comprovar, experimentar por meio de nosso próprio organismo em comunicação com outro onde residem os problemas. E, freqüentemente, comprovamos que os sintomas são muito diferentes dos da causa real da dificuldade.

— *E nesse caso você usa a intuição?*

— Não, não se trata disso. É uma sensação muito clara. Mas, certamente, também se usam os olhos. É importante o que se vê: se há um bom equilíbrio, se o peso está colocado mais de um lado do que do outro, o estado da pele, a

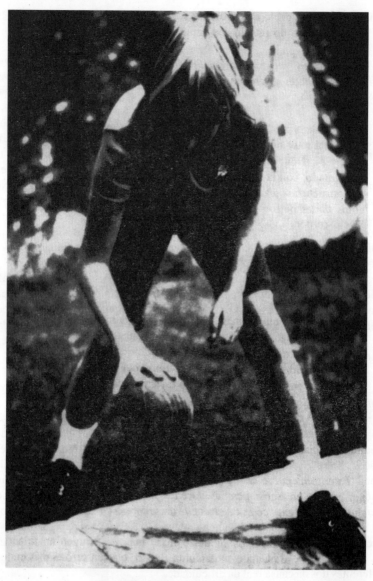
Aqui, a ação na palma da mão

circulação, a cabeça, a postura; se os braços estão livres, se os ombros estão livres ou engrenados com o restante do corpo dando aos movimentos um estilo de robô; se há flexibilidade do tórax, a maneira de respirar; enfim, tudo aquilo que é possível apreciar em uma simples olhada.

— *Quando mencionei a palavra intuição, referia-me mais ao que você decide fazer, em primeiro lugar, depois de ter uma idéia da totalidade.*

— Inicia-se pelo que mais chama a atenção, pelo mais visível. Se a pessoa está muito nervosa, por exemplo, sentimos sua irritação em nossa própria respiração; então começamos por isso. Se alguém vem muito esgotado, com a cabeça caída e com o corpo encurvado, sem suporte na estrutura óssea, procedemos em relação direta com a sua situação. Vemos tantas pessoas que vêm em tão mal estado, em completo desequilíbrio corporal!

— *Quer dizer que é impossível dar receitas...*

— É evidente que toda afecção mental ou corporal incide sobre a totalidade. Sempre se poderá enfatizar algo, porém é preciso recordar a todo momento que o mais importante é restaurar o equilíbrio. Em minha vida pessoal tenho de abstrair-me voluntariamente para não ser constantemente perturbada por todo desequilíbrio que nos rodeia. Mas é diferente quando estamos diante de um aluno que veio aprender conosco; então é como se alguém tivesse — como dizem meus alunos — olhos duplos. Não é difícil: qualquer pessoa está se mostrando a si mesma e nesse mostrar-se está incluído aquilo que é mais importante, com o que se deve começar a trabalhar. Do mesmo modo que se você, por exemplo, aceita um aluno de piano; pode encontrar dez problemas diferentes.

— *A eutonia recobre um espectro tão grande de possibilidades que poderia significar um problema para o docente saber por onde começar e até aonde ir. Você explicou que se trata de um progresso em espiral.*

— Quanto mais aspectos se desenvolvem, mais se incluem na atividade... Às vezes, esquece-se ou se descuida de algum, ou algum outro é mais importante em um determinado momento. Trata-se sempre de um processo vivo.

— *Essa é uma abordagem muito clara em matéria de educação. No ensino da música ocorre o mesmo: deve-se considerar tantos aspectos diferentes ao mesmo tempo, que não é possível realizar ao pé da letra uma integração absoluta. Um professor é um ser humano que também tem seus gostos, suas necessidades e suas circunstâncias, sua inspiração... Às vezes, põe mais ênfase ou importância em um aspecto; então na próxima vez procurará pôr mais peso nos aspectos complementares. É um verdadeiro exercício de liberdade para o pedagogo.*

— Hoje assistimos* *à apresentação dos estudos preparados pelos alunos do segundo ano de eutonia. Você poderia explicar qual é o objetivo e o valor desses trabalhos?*

— Em um estudo supõe-se que o aluno realiza sua própria pesquisa sobre um tema proposto. Neste caso trata-se dos ouvidos. Tem de fazer todo o tipo de movimento, mas sempre a partir dos ouvidos. Não tem nada em comum com os movimentos de balé ou da dança. Esses movimentos, realizados a partir da periferia do corpo, ajudam a liberar toda tensão desnecessária para a vida normal. Quando se realizam movimentos novos, que não estão "programados" no corpo, podem descobrir-se dificuldades que não apareceriam se somente se repetissem os movimentos conhecidos, praticados muitas vezes anteriormente. Começar um movimento a partir dos ouvidos é muito útil para a regulação das tensões e do tônus muscular em toda a parte superior do corpo: nos ombros, braços, pescoço, garganta, língua, e inclusive no rosto. Pede-se aos alunos que inventem sua própria forma ou estrutura e que experimentem a maneira de realizá-la, situando suas próprias dificuldades técnicas. A partir disso trabalham, procurando desenvolver novas possibilidades. E esse jogo, que no começo é uma improvisação, desemboca em uma forma estabelecida que pode repetir-se de maneira exatamente igual, várias vezes. O aluno tem oportunidades de observar-se, corrigir-se até alcançar uma realização mais satisfatória e com um "tempo" mais curto.

— *O que vimos hoje eram "composições" e não improvisações.*

— Exatamente. E apesar de que ainda era preciso melhorar muitos aspectos, é notável o progresso realizado desde a semana passada. Eu considero muito importante que todos os estudantes desenvolvam desde o começo, se é possível, esta capacidade de elaborar formas com seu corpo no espaço, sentindo como o espaço interno está limitado pelo externo. Têm de adquirir consciência de como muda o trabalho quando, em casa, o executam em uma habitação ou em um espaço diferente daquele que estão acostumados. Dominar o espaço supõe adaptar-se a situações diferentes: trazer para nosso estudo algo que tenha sido elaborado no próprio lugar de trabalho já constitui uma experiência de adaptação significativa para nós. Algumas vezes será necessário mudar a extensão ou a orientação de alguns movimentos.

---

* Em Copenhague, dezembro de 1982. (N. do R. T.)

— Eles têm logo a oportunidade de aplicar uma atitude crítica? Se ao repetir um movimento descobre-se que falta equilíbrio na forma, podem, por exemplo, diminuir ou ampliar uma das partes? Percebi que os trabalhos apresentados não foram criticados desse ponto de vista. A maior parte das observações se relacionava com a técnica de movimento.

— Com efeito. É muito cedo ainda para isso. À medida que aumenta a consciência do movimento, a forma vai modificando-se sensivelmente pelo processo de "estudo".

— Para mim esta apresentação tem uma quantidade de aspectos muito positivos. Em primeiro lugar, é sumamente importante aprender a "colocar-se", a estar com todo o ser localizado em um determinado ponto do corpo, concentrar a energia em um lugar.

— E evitar perdas desnecessárias de energia em outras partes do corpo que não participam diretamente da ação.

— Trata-se de precisar, de localizar. Assombrei-me com a agudeza de suas correções.

— Quando propomos uma determinada tarefa, verificamos que raramente se realiza com exatidão aquilo que se pretende.

— Também me pareceu digno de ser destacado o poder desta técnica para sentir a totalidade do corpo compreendida no circuito da energia, influenciando assim sobre a homogeneização do tônus.

— Nesse caso era especialmente difícil a utilização dos braços, que devem *seguir* o movimento iniciado a partir dos ouvidos, sem acrescentar movimentos próprios. Os braços devem estar passivos. Costuma-se dizer que é preciso relaxar os braços, porém nós insistimos que não se relaxa nenhuma parte do corpo durante o movimento, mas que somente se muda o tônus. Se relaxássemos os braços por completo, eles se tornariam muito pesados e ofereceriam resistência ao movimento em geral.

— Chega um momento em que os alunos também realizam estudos de velocidade?

— Certamente, mas não no começo. É preciso que aprendam a tomar para si todo o tempo necessário para perceber simultaneamente os diversos aspectos: o contato com o solo, a pele em todo o corpo, a sensação do esquema corporal.

— *Deve ser bastante difícil alcançar esse grau de "presença".*

— O passo seguinte consiste em perceber a forma externa e o espaço interno em relação ao movimento que se está realizando. E, em seguida, o espaço interno e externo integrando a radiação consciente que deve incluir-se na observação. Entretanto, há mais uma etapa, que consiste em estabelecer um contato de maior magnitude com o espaço circundante por meio do contato com outra pessoa.

Nesse momento, aparecem com grande clareza todos os diferentes matizes em matéria de dificuldades pessoais para estabelecer um contato social com outras pessoas sem perder a sensação de si mesmo. Vê-se claramente como algumas pessoas são absorvidas pelo espaço externo; se "lançam" para fora em vez de produzir uma intercomunicação entre o espaço externo e seu próprio espaço pessoal. Realizar esta intercomunicação em duas direções diferentes ao mesmo tempo, por intermédio de duas pessoas, implica um domínio mais absoluto do espaço. Para isso é importante que cada participante esteja livre, mas relacionado com os demais. Movem-se juntos como a melodia e o acompanhamento ou o contraponto na música. Não fazemos as improvisações no início do ensino porque para se chegar a elas se requer esta base prévia, esta sensibilização, este amplo processo sobre o qual temos estado falando. Quando alcançamos a etapa das improvisações, no terceiro ou quarto ano, podemos chegar a registrar as dificuldades ou os problemas mais profundos que cada pessoa tem.

— *Gostaria de relacionar este fato tão freqüente que você mencionou, das pessoas que invadem o espaço externo perdendo-se de certo modo a si mesmas, com o que acontece com alguns músicos. Freqüentemente certos intérpretes invadem ou assaltam, por assim dizer, seus respectivos instrumentos, sem cuidarem de permanecer também dentro de si mesmos. Neste caso não se trata de uma comunicação, posto que — como digo sempre aos meus alunos — em uma verdadeira comunicação é preciso manter o domínio, a consciência de si mesmo. Se alguém se "lança" dentro do piano, então perde a si mesmo, perde sua identidade.*

— Por isso falamos sempre da segurança que dá sentir-se sobre os seus próprios pés ou sentado sobre os próprios ísquios, percebendo-se como uma totalidade integrada. E com esta totalidade nos comunicamos.

X
PEDAGOGIA DA EUTONIA

A eutonia é praticada de diferentes maneiras? O aluno deve ser seu próprio "guru". Unidade psicossomática. Seu livro de eutonia. Primeira visita aos Estados Unidos: freudianos, Lowen, reichianos, psicanálise.

— *Sabemos que a eutonia é praticada de diferentes maneiras. Poderia explicar brevemente a diferença entre sua forma de ensiná-la e a de outros professores?*

— É muito difícil dizer porque não sei o que eles fazem. Vêm fazer cursos, mas ignoro como aplicam o que aprenderam. Em alguns casos, como o da professora Patricia Stokoe, que trabalha em Buenos Aires e utiliza a eutonia, tenho podido comprovar resultados notáveis. Em contrapartida, na Alemanha há uma senhora, uma antiga enfermeira, que acompanhou quatro ou cinco cursos de verão comigo e pratica todos os meus exercícios básicos; elaborou seu próprio tipo de eutonia, uma eutonia "espiritual", como ela a denomina. Usa sua capacidade de ajudar as pessoas para torná-las dependentes. Permite que a chamem todos os dias por telefone para pedir-lhe conselhos e aproveita assim o poder que seu conhecimento lhe dá sobre seus pacientes. Pode ser muito perigoso quando as pessoas não têm suficiente consciência da responsabilidade. É exatamente o contrário do que penso sobre esse assunto: deve-se ensinar as pessoas a serem independentes, a serem capazes de dominar, por exemplo, os próprios movimentos por intermédio das posições de controle. Nenhum aluno deveria entrar em estado de dependência em relação a mim nem a nenhum outro eutonista.

— *Para você a eutonia não é só um método de ensino corporal, mas um caminho para o autoconhecimento; um método pedagógico e também uma filosofia de vida.*

— Sim, e por isso digo a meus alunos: "Vocês devem ser seu próprio guru; não necessitam de um mestre que esteja acima de vocês. A responsabilidade de seu trabalho recai sobre vocês mesmos. Eu somente lhes mostro o caminho para que vocês façam suas próprias descobertas".

— *Estamos conseguindo descrever a eutonia como um método de características principalmente dinâmicas. Tudo nela é sempre diferente porque está vivo. Acho que você é ao mesmo tempo uma genuína precursora do estruturalismo na educação, pois a eutonia sempre orienta em direção à essência das coisas, para a essência do movimento. Já nos referimos a esse ponto quando falamos sobre a estrutura dos ossos. É um método que aponta sempre diretamente para o objetivo e tende a eliminar todo o supérfluo. Integra também a participação mental já que não é suficiente, de modo algum, sentir algo; é preciso também ter consciência disso.*

— Desenvolvemos do mesmo modo o lado emocional. Isso pode ser encontrado em muitos outros métodos. Dalcroze dava muita importância — como li em uma tese sobre meu trabalho, outro dia — ao desenvolvimento da sensibilidade de uma pessoa.

— *No que se refere à consciência, eu diria que sua abordagem está na mesma linha da de Edgar Willems.*[1] *Ele também falava da consciência mental como o estado superior do ser humano que integra também a afetividade e o sensório-motor. A mente isolada não constituiria uma totalidade.*

— Há também a unidade psicossomática, mas a consciência inclui tudo o que dá a uma pessoa a dimensão espiritual.

— *Tenho observado amiúde entre os músicos — você tem trabalhado também com excelentes músicos — que o que podem às vezes conseguir tecnicamente com seu corpo, durante uma interpretação, se deve sobretudo à sua vontade e à sua participação afetiva mais do que à sua consciência corporal. Se lhes falhasse a motivação não poderiam realizar novamente a mesma interpretação. Entendo que sua abordagem, Gerda, conduz à projeção total do ser humano; projeta-se o espírito por meio do corpo. Ao final, corpo e espírito não podem ser separados, constituem uma unidade. É uma abordagem que*

---

1. Willems, Edgar. *El valor humano de la educación musical*. Buenos Aires, Paidós, 1981.

capacita a pessoa para superar seus próprios limites e integrar-se com seu ambiente, para ter contato com outros seres humanos e conseguir o que, em psicologia, chamamos comunicação. Poderia dizer-me algo sobre os alunos que saem de sua escola, sobre seu livro?

— Quando meus alunos terminam seus estudos em minha escola e partem estão especialmente interessados no ensino de alguma arte, na terapia ou na pedagogia. Algumas vezes tenho a impressão de que estão muito ocupados e se esquecem do trabalho com eles mesmos, de integrar a eutonia em sua vida prática. Têm muitos pacientes e de certo modo se afastam da pedagogia da eutonia que procura, na realidade, o amadurecimento do ser humano.

Por isso pensei que seria uma boa idéia escrever um livro para eles, também para os alunos do primeiro ano, lembrando-lhes que cada conjunto de exercícios corporais atua também sobre uma parte determinada da totalidade da pessoa. Não obstante, é muito difícil que aqueles que somente leram sobre a eutonia a compreendam. Ainda que as idéias pedagógicas possam ser explicadas, a base da eutonia se encontra nesta totalidade, na unidade do corpo, da vida mental e espiritual. É necessário experimentá-la para poder compreendê-la. Por isso continuo dizendo: "Tente!"

As reações sobre o livro têm sido muito variadas. Uma senhora escreveu-me para dizer que havia lido meu livro sem encontrar nada de útil em suas páginas. Queria que devolvessem o seu dinheiro. Seu ombro e seus dedos lhe causavam problemas e ela necessitava de exercícios e de instruções precisas para realizá-los. No mesmo dia recebi outra carta, de uma senhora de 85 anos. Dizia que era psicóloga e atualmente estava vivendo em uma casa para idosos. A leitura do livro a havia ajudado imensamente. Antes não era capaz de escrever com firmeza — sua carta mostrava uma escrita clara —, mas agora podia ajudar os outros idosos do asilo a resolver problemas menores da velhice. Havia aprendido no mesmo livro. Como pode ver, tudo depende do indivíduo. A maioria das pessoas pretende somente uma solução fácil para seus problemas e não quer compreender que para isso deveria mudar o seu enfoque sobre si mesmos e seu meio.

— Poderia nos dar alguns detalhes de sua primeira visita aos Estados Unidos?

— Em 1964 fui convidada a dar conferências em várias universidades dos Estados Unidos, de Winterpark a Boston, e também no Hospital Bellevue de Nova York, a convite de Lauretta Bender, a esposa de Schilder. Em Arlington, Massachusetts, dei um curso de duas semanas seguido de um simpósio. Participaram vários dos primeiros discípulos de Freud, médicos e psicólogos. A grande matriarca da escola freudiana, Frida Fromm-Reichmann, com sua gentileza convidou-me para o congresso anual dos psicanalistas freudianos em Atlantic City. Também assisti durante alguns dias ao Congresso Psicossomático de Franz Alexander. Frida Fromm-Reichmann e seus amigos se mostraram muito interessados em minhas idéias e se ofereceram para apresentar-me a Alexander Lowen, um jovem psiquiatra. Queriam que ele fosse meu discípulo profissional e esperavam que pudesse chegar a constituir-se no vínculo entre a psicanálise de Freud e a eutonia. Encontrei-me com Lowen duas vezes, durante quatro horas, com Charlotte Mac Jannet. Como Lowen, por ser refugiado austríaco, não queria falar alemão, Charlotte era minha intérprete. Ele pareceu muito interessado em meu trabalho e me fez muitas perguntas.

— *Quanto tempo esteve em contato com ele?*

— Durante vários anos. Interessou-se em conhecer todos os meus artigos, o plano de trabalho para o treinamento profissional em eutonia de quatro anos de duração, o curriculum etc., porém nunca me disse que já em 1954 era um dos discípulos de Reich. Também adotou nosso "contato" e o chamou de "assentar os pés sobre a terra".[2]

— *E o que pode nos dizer sobre o trabalho de Wilhelm Reich?*

— Teria gostado de ver Reich para conversar com ele sobre pacientes seus que eu havia herdado casualmente em Copenhague e, certamente, não em bom estado. Embora nunca tenha chegado a conhecê-lo pessoalmente, aprendi uma importante lição com seus pacientes: não se deve destruir as defesas de um aluno antes de lhe haver permitido provar sua capacidade para estar assentado sobre os seus próprios pés. Esta é, como já disse, uma das normas da pedagogia e da terapia eutônicas.

Eu conhecia perfeitamente as principais idéias de Reich através da psiquiatra norueguesa Mie Waal, que trabalhava no Rigshospital de Copenhague e estava a par de meu trabalho. Havia dedicado sua vida às idéias de Reich e criou um centro de pesquisa na Noruega. Em 1959 ela falou em Copenhague, no Primeiro Congresso Internacional de Movimento Funcional, que eu havia organizado sob os auspícios do Ministério da Educação da Dinamarca.

— *O que pensa, em linhas gerais, da nova abordagem psicológica do corpo?*

— Desde que Wilhelm Reich descobriu que todos os pacientes que ha-

---

2. Lowen, Alexander. *Bioenergética*. México, Diana, 1978. p. 182.

viam sido psicanalisados sem êxito apresentavam os mesmos sintomas corporais: movimentos respiratórios insuficientes causados por tensões em torno do diafragma e no fundo pélvico, fixações nas costas, posição rígida da pelve com tendência à lordose, o corpo começou a ser aceito na psicologia como um importante fator da saúde mental da pessoa. Porém, infelizmente, devido à fixação nas funções sexuais de Reich e de seus seguidores e à atitude atual dos "consumidores" de sexo, não se tem pensado na verdadeira importância do corpo para o desenvolvimento de uma nova consciência humana. Sejamos ou não conscientes, nosso corpo, aqui e agora, representa cada etapa do desenvolvimento da humanidade desde o começo da evolução, assim como representa nossa história pessoal desde a concepção e ao longo do período pré-natal, nossa natureza inconsciente e consciente, incluindo também todas as possibilidades de desenvolvimento da humanidade.

Se falamos da unidade psicofísica, a maioria das pessoas a experimenta como uma dualidade. Entretanto, é como 1+1 e não 2, assim como na psicologia holística o corpo + alma + espírito são 1+1+1 e não uma trindade, como totalidade. Ambas as atitudes precisam de uma nova compreensão, que não pode ser somente de ordem intelectual, mas, sim, deve ser experimentada com o corpo este fenômeno simultâneo e inseparável. A eutonia vai mais além. Os resultados dessa integração se tornam cada vez mais claros na medida em que a pessoa percebe que a eutonia não é uma técnica que se dominará depois de quatro anos de estudos, mas um processo que apresenta continuamente novos aspectos; uma iniciação tendendo ao desenvolvimento da totalidade da pessoa, respeitando a totalidade e a liberdade dos outros.

— *Você teve alguma experiência direta de psicanálise?*

— Segundo pude observar, a maior parte de meus discípulos que haviam sido analisados permaneciam neuróticos. Então quis experimentar eu mesma o que era a análise, apesar de não sentir nenhuma necessidade pessoal que me impulsionasse a um tratamento. Havia sido muito feliz por ter uma mãe psicologicamente dotada; minha criatividade pôde desenvolver-se sem travas, já que a maior parte de meus conflitos emocionais foram levados para o campo da expressão corporal e musical. (Este aspecto importante de minha educação por meio da rítmica de Dalcroze se tornou especialmente claro durante minha análise.) A única dificuldade que tive ao analisar-me se relacionava à minha limitada compreensão da gramática francesa. A experiência, de qualquer modo, me foi útil, posto que durante quatro anos pude falar com uma pessoa de uma mentalidade muito profunda, fina e inteligente, que me ajudou a compreender os problemas de pessoas neuróticas. Apesar disso, nunca enviaria um aluno para um analista freudiano.

— *Atualmente o panorama mudou. As diferentes escolas de psicanálise já não são tão ortodoxas como antes.*

— De acordo, mas sinto-me mais próxima da abordagem de Jung. De passagem, existe uma tese excelente, "La eutonía vista por uma analista junguiano", escrita no Instituto Jung, de Zurique, pelo psicanalista canadense Marcel Gaumond. Acredito que logo será traduzida para o inglês.

XI
MÚSICOS E OUTROS TEMAS

Experiências com músicos: problemas típicos. Educar as mãos e os dedos antes de abordar um instrumento. Brinquedos com os dedos para crianças. Técnicas pianísticas. A postura do instrumentista. Cadeiras especiais para os músicos da orquestra da Rádio Dinamarquesa. O *trac* do instrumentista. Como os artesãos, operários, artistas e intelectuais usam seus corpos. Crianças: o bom exemplo dos pais. Jovens. Terceira idade.

— *Devido à minha condição de pianista interessei-me particularmente pela eutonia; mais como executante do que como pedagoga. Gostaria de conhecer em detalhes suas experiências com músicos, especialmente com intérpretes instrumentais.*

— Já em meus primeiros anos na Dinamarca, em 1929 e 1930, os professores do conservatório me enviavam alunos com dificuldades técnicas e rítmicas ocasionadas por tensões na base da pelve e no diafragma. A partir do momento em que as tensões se aliviavam e a respiração voltava a ser normal, as dificuldades rítmicas desapareciam. Foi a primeira descoberta em meu trabalho com músicos. Inclusive pessoas com grande falhas rítmicas podiam ser curadas. Muitos alunos experimentavam dificuldades com a técnica e realizavam esforço em excesso tensionando os ombros e os braços, especialmente quando tinham de tocar com suavidade (piano). Ao efetuar grandes movimentos a pessoa se libera de tensões mais facilmente do que ao efetuar pequenos movimentos.

— *Como abordou estes problemas com os instrumentistas?*

— Até 1961 ou 1962 li alguns livros referentes à imagem corporal e compreendi que a consciência que as pessoas tinham de seus dedos era muito fraca e desigual; portanto, não podiam usar adequadamente dedos que na realidade não sentiam. Isso confirmou ainda mais a minha crença: não se deve começar o aprendizado de um instrumento sem antes ter desenvolvido o funcionamento das mãos e dos dedos. Do contrário, devem ser enfrentadas muitas dificuldades: os próprios dedos, que realmente se desconhecem, e o novo instrumento.

— *Que músicos foram seus discípulos?*

— Além dos alunos do Conservatório de Música, trabalhei com músicos de orquestras da Ópera Real e da Radiodifusora Dinamarquesa. Notei que em cada grupo de intérpretes havia dificuldades e queixas típicas. Procuramos descobrir a melhor maneira de trabalhar as dificuldades pessoais além das inerentes a cada instrumento. Era uma boa oportunidade para estudá-las porque víamos muitos músicos, em torno de noventa por semana. Acho que seria muito importante que todas as escolas e professores de música pudessem realizar uma experiência similar.

Começamos por estudar o grau de conhecimento da imagem corporal que o aluno tinha; para isso recorremos à modelagem, em primeiro lugar de um ser humano e, em seguida, de uma mão. Muitas pessoas que têm dificuldades com os dedos, mãos ou braços, omitem completamente os braços ou se esquecem das mãos ao modelar o corpo humano. Quando isso ocorre, deveria realizar com toda certeza alguns trabalhos preparatórios para desenvolver a consciência dessas partes do corpo. Constituiriam uma grande ajuda para o estudante e um modo fácil de aproximação a ser adotado pelo professor. Algumas semanas ou meses de estudo preliminar de suas mãos e dedos, de sua forma de se sentir ou de estar parados, podem aliviar os alunos de muitos anos de estudos técnicos de utilidade relativa.

— *Teve oportunidade de educar as mãos de algumas pessoas antes que começassem a tocar um instrumento?*

— Não. Estou dizendo o que deveria ser feito.

— *Talvez pudesse ser realizado de forma paralela ao aprendizado de um instrumento. As crianças, por exemplo, são ansiosas para começar a tocar e poderiam aproveitar as duas experiências simultaneamente. Se chegarem a adquirir uma maior consciência de suas mãos e dedos com a ajuda de seu professor, poderiam transferir em seguida essa experiência ao começar a tocar um instrumento.*

— Isso deveria ocupar mais tempo no começo. Há centenas de brinquedos especiais com os dedos.

— *Deveriam ser praticados na escola, certamente, e não somente pelos estudantes de um instrumento musical.*

— Poderiam ser praticados, inclusive, no jardim-de-infância, antes que as crianças aprendessem a escrever.

— *Em que tipo de jogos ou exercícios está pensando?*

— Exercícios para a independência de cada dedo.

— *As crianças gostam muito de realizá-los. Ocupam uma parte importante do folclore de todos os países.*

— Friedrich Froebel, fundador do primeiro jardim-de-infância e um dos primeiros educadores alemães que compreendeu a importância deste período da vida da criança, introduziu os brinquedos com os dedos e as canções de meados do século XIX.

— *As sombras chinesas também supõem um treinamento e sobretudo um reconhecimento consciente das mãos e dos dedos.*

— Podem ser realizados de muitas maneiras criativas.

— *Tudo isso, como já disse, deveria ser tomado em consideração muito antes de começar a educação instrumental. Qual é a principal dificuldade que se apresenta, em sua opinião, no uso das mãos e dos dedos? Você aludiu às sensações desiguais que as pessoas podem ter sobre seus dedos.*

— Com relação ao piano, por exemplo, se necessita a mesma força em cada dedo.

— *De acordo com minha experiência, o maior problema reside na fixação da articulação do pulso. Quando se procura realizar algo delicado com os dedos esta se torna dura e rígida. E essa dureza está diretamente associada com a rigidez do polegar — usado equivocadamente como timão ou contrapeso, que deste modo serão abandonados a uma debilidade crônica — que se projeta até o antebraço, o cotovelo e o ombro, aumentando assim a dificuldade da mão.*
Algumas vezes iniciamos o trabalho com os dedos, a parte "ativa" do sistema, o ataque com o osso da terceira falange; outras vezes convém come-

çar a trabalhar as partes do sistema corporal que deveriam permanecer passivas ainda que com um tônus corretamente balanceado durante a execução do piano. Eu, pessoalmente, trabalho das duas formas: segundo o caso e de acordo com o que penso que é melhor em cada circunstância.

— Todas as crianças têm interesse em aprender a fazer as coisas melhor. Se uma criança não pode fazer algo e alguém lhe ensina a superar o obstáculo com o menor esforço e de maneira mais direta, se deixará ajudar e se sentirá muito motivada.

— *É muito importante que o professor seja capaz de demonstrar claramente o que pretende que a criança faça. Por exemplo, todas as crianças gostam de poder tocar rapidamente. Se indicamos ao aluno o modo correto de proceder, se empenhará em atingi-lo. Gostaria de saber se você está familiarizada com algum tipo de técnica de piano, alguma escola especial, e qual sua opinião sobre ela.*

— Lembro-me somente de um nome: Breithaupt. Mas sua técnica, movendo os braços para cima e para baixo, produziu-me dores tais que tive de deixar de tocar durante muito tempo. Depois dessa experiência tão negativa decidi continuar estudando por minha conta.

— *Você ouviu algum comentário sobre a técnica de Claudio Arrau? Afirma-se que seu som é mais cheio e rico que o de outros pianistas devido à liberação dos músculos flexores por um uso mais generalizado dos extensores. Acho que ao exagerar, por exemplo, a reação "tríceps versus bíceps" se poderia cair em um desequilíbrio oposto ao das técnicas tradicionais que tendem a uma contração muscular exagerada.*

— De acordo com minha experiência e meu conhecimento, sempre é um equívoco usar um só músculo. Faça a pessoa o que fizer, sempre haverá um grupo ou conjunto de músculos envolvidos. A idéia de fazer trabalhar um só músculo surge da manipulação de cadáveres. Alguém pode usar um músculo aqui e outro ali e obter certo resultado, porém isso não serve para as situações da vida e vai contra toda a neurofisiologia moderna. Ao trabalhar com músculos sinérgicos em um mesmo nível de tônus obtém-se leveza e uma ação precisa.

— *Você mencionou que havia encontrado dificuldades típicas na execução de alguns instrumentos. Acha que são experimentadas comumente por todos os instrumentistas?*

— A postura é o ponto mais importante. Ao sentar-se e ao parar a pessoa tem de aprender a distribuir corretamente o peso, a usar o reflexo antigravitacional e não os músculos exteriores para manter a posição vertical. É tão sensato.

— *Mas tão essencial.*

— Se, por exemplo, ao estarmos parados colocamos todo o peso sobre os calcanhares, os braços penderão muito atrás, e ao tentar levantá-los estarão pesados.

— *Suponho que os movimentos serão muito lentos devido ao maior peso dos braços.*

— Não somente por isso, mas porque a pessoa estará morta de cansaço antes de iniciar o movimento. Ocorre o mesmo ao caminhar. Imagine o que pode acontecer se um violinista, no momento em que levanta seu instrumento para tocar, já está cansado.

A respeito da posição sentada, o mais comum é que a pessoa não se apóie sobre os ísquios, mas atrás deles; desta maneira seu peso também cairá muito longe, atrás; o instrumento parecerá pesado e terá problemas nos ombros.

Seu esforço não será econômico. Quando não há transporte — porque o impulso a partir dos ísquios se perde ou se debilita o reflexo postural no nível dos pés — precisa-se de uma ajuda extra da musculatura dinâmica; estes músculos, ao endurecerem, provocarão, por sua vez, dores nas omoplatas, restringindo a livre respiração, fonte essencial do toque dinâmico.

— *Interessou-me muito o que disse sobre as cadeiras especiais para os músicos da orquestra de Copenhague.*

— Percebemos que uma das dificuldades ao sentar-se devia-se não somente aos ísquios, mas ao apoio que proporcionava o espaldar da cadeira, muito alto para ser útil. Em primeiro lugar, a altura do assento da cadeira não era correta. Teria de ser igual ao comprimento das pernas de uma pessoa, medida do calcanhar à articulação do joelho. Quando o espaldar de uma cadeira localiza-se mais ou menos na altura da metade das costas ficará muito difícil sentar-se sobre os ísquios e será inevitável, portanto, a participação dos músculos dinâmicos. Em conseqüência, a cadeira foi construída de maneira diferente. O primeiro apoio foi colocado mais abaixo, na região lombar, e o segundo apoio, para os violinistas, entre as omoplatas. Para os violoncelistas, a cadeira tinha somente meio assento, porque se sentam praticamente sobre a sua borda.

— *Que problemas encontrou entre os músicos que tocam instrumentos de sopro?*

— Os flautistas e os oboístas tinham dificuldades na boca e na respiração e em todos eles os músculos intercostais eram pouco elásticos.

— *Encontrou algumas dificuldades comuns na articulação do quadril?*

— Todos eram possíveis candidatos a sofrer de ciática. Costumavam ter cãibras nas pernas por permanecer sentados em uma posição inadequada durante muitas horas.

Os músicos da orquestra da radiodifusora dinamarquesa foram examinados por médicos e descobriu-se que, durante a difusão, sua pressão sanguínea subia a 150. Algumas vezes, acontecia o mesmo durante um ensaio, ainda que o esforço sempre seja maior em um concerto. O fato de ter freqüentemente regentes convidados aumenta a situação de exigência, mesmo que isso seja conveniente para o desenvolvimento artístico dos músicos, que se vêem obrigados a adaptar-se a uma nova personalidade. A música contemporânea também provoca muita tensão. Quando um regente inclui em seus programas uma alta porcentagem de música contemporânea costuma-se registrar um aumento proporcional nos problemas físicos entre os músicos. Provavelmente as dissonâncias, os ritmos antinaturais, a falta de clareza ou de estrutura exercem sobre o organismo uma influência prejudicial. Isso tem sido estudado e verificado no Instituto de Pesquisas Karajan.

— *A tensão é mais percebida na rigidez de certas articulações?*

— Geralmente nos músicos está concentrada na base da pelve e tem influência direta sobre a respiração, o funcionamento do coração e a pressão sanguínea. Durante uma execução musical também costuma acumular-se muita tensão em todas as articulações, especialmente nos dedos das mãos e dos pés.

— *E o contato do músico com o solo?*

— Temos comprovado que o *trac** pode ser melhorado e até curado com um bom contato da planta do pé com o solo e das mãos com o instrumento.

— *Seria interessante conhecer sua opinião sobre quem são as pessoas que, atualmente, utilizam corretamente seus corpos.*

— A maioria dos artesãos, dos trabalhadores rurais, dos acrobatas, dos artistas. Quando vemos, por exemplo, um carpinteiro ou um sapateiro tra-

---

* "Trac" — Aqui se refere ao medo que antecede uma apresentação. (Nota do R. T.)

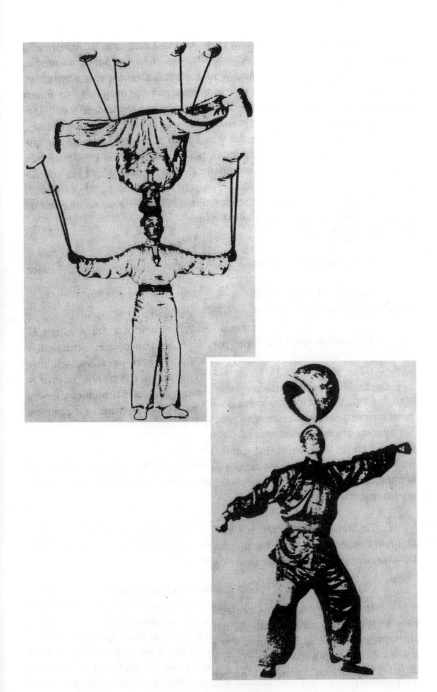
Equilibristas chineses: observar os apoios e o "transporte"

balhando com o martelo percebemos que esses trabalhadores usam o contato e o estiramento sem ter consciência disso. De outro modo, seu trabalho não seria eficiente. Verifiquei isso, também, quando decidi fazer eu mesma alguns consertos em minha casa no campo. Consumiam-me muito tempo até que compreendi que tinha de usar o estiramento na direção da ação: para martelar, para fazer um furo...

— *Vemos aqui novamente a importância de dirigir, de orientar a própria energia.*

— Com os artistas ocorre algo um pouco diferente. Alguns parecem obcecados por fazer o contrário do que os outros fizeram. Estou pensando nos bailarinos, por exemplo.

— *Refere-se às diversas escolas?*

— Sempre estão procurando novos estilos. Esquecem que nas diferentes culturas se encontram as mesmas leis para os movimentos.

— *Há também um estilo humano.*

— Relacionado com a estrutura do homem. Existem as leis da gravidade, da antigravidade, a diferença de tônus...

— Isso é essencial para os acrobatas, por exemplo, pois de outro modo seu trabalho poderia ser muito perigoso.

— Repare nos artistas da Ópera de Pequim ou do circo, no domínio absolutamente fantástico que têm sobre seus corpos, baseado em um profundo conhecimento das leis naturais.

— *É o que sempre acontece: quando não há risco real, a deterioração se instala muito mais facilmente. Temos falado dos trabalhadores e de alguns artistas. O que pode me dizer sobre os intelectuais?*

— Neles o problema está em sua facilidade para imaginar. Para eles é muito difícil chegar a ser realmente conscientes de seu corpo, de suas próprias reações ou de sua própria sensibilidade. Estão tão absortos em suas imagens, no que pensam que sentem e no que pensam que imaginam, que nunca descem ao que realmente sentem e ao que realmente são. Como isso é difícil para alguns alunos! Muitos franceses, por exemplo, são tão inteligentes e estão tão preparados para pensar que, quando lhes faço algumas indicações, parece que experimentaram tudo antes que eu tenha terminado de falar; tiraram suas conclusões e conhecem os resultados. Porém, na realidade, não fizeram nada. Podem passar anos antes que estas pessoas cheguem a ter consciência de si mesmas. Vivem em um mundo imaginário.

— *Que útil pode ser para eles a eutonia! E o que pensa dos músicos que efetuaram seu aprendizado de acordo com uma técnica determinada?*

— Desde o começo costumam ter uma atitude equivocada em relação ao instrumento, já que freqüentemente se vêem obrigados a imitar o que o professor descobriu que era bom para ele. Podem haver alguns truques que os ajudem a superar determinadas dificuldades, porém, poucas vezes costumam apoiar-se nas leis de funcionamento do próprio corpo ou de seu instrumento. O aprendizado de uma técnica provoca grandes dificuldades e limita a capacidade de expressão. E não é qualquer um que pode introduzir mudanças sem realizar grandes esforços.

— *Os artistas e intérpretes que estudaram com um pedagogo empírico conheceram, ao menos, truques que facilitam tocar, enquanto os outros aprendem somente uma técnica determinada, e isso é pior.*

— Na Dinamarca, um dos professores de violino mais importantes ensinava seus alunos que o preço a ser pago para ser um bom violinista era ter sempre grandes dores. Certamente, tanto ele como seus alunos estavam sempre doloridos. Procurei curar alguns, mas era difícil. Estavam acostumados a sofrer tensões tão grandes que durante muito tempo, para eles, era impossível mudar.

— *É algo semelhante ao antigo conceito sobre o parto.*

— Sim. Era considerado como algo terrível e, na realidade, pode ser a experiência mais maravilhosa da vida de uma mulher.

— *De acordo com sua experiência, qual seria a forma mais adequada de melhorar nossa atitude a respeito do próprio corpo?*

— Acho que o mais importante seria que os pais entendessem as leis básicas do movimento: dessa forma poderiam dar aos filhos um bom exemplo. A primeira coisa que as crianças fazem é imitar sua mãe e as outras pessoas queridas com as quais estão em contato. O passo seguinte é que os professores de jardins-de-infância e da escola primária conheçam os movimentos naturais e as formas de realizá-los. As crianças devem chegar a ter consciência de seus movimentos. Normalmente só têm consciência de suas dificuldades. As crianças prestam muita atenção a tudo isso e percebem muito mais do que alguém imagina. Quando se lhes assinala algo, experimentam e descobrem o que é exatamente que está equivocado. Não somente o sabem, mas também podem expressá-lo em palavras, com muita precisão. Ao ver alguém que caminha sem transporte, até uma criança de 3 ou 4 anos poderá dizer, como realmente o fizeram alguns que conheci: "Fulano está partido em muitas partes", ou ainda "Não tem *luz* na cabeça". Eles se expressam em sua própria linguagem, mas observam os movimentos. Lembro-me muito bem quantas vezes as crianças reagiram dessa forma e com quanta nitidez recordavam, muitos anos depois, o que haviam experimentado nas aulas.

— *Tive uma experiência análoga ao ensinar piano para as crianças. Às vezes, não fazem as coisas como alguém indica, porém, quando outra pessoa ou mesmo o professor procedem equivocadamente, serão as primeiras a lhes assinalar. Isso mostra que o que se lhes ensinou ficou gravado e, com maior ou menor rapidez, elas também conseguirão.*

— Não há dúvida de que as crianças são agudos observadores e têm um instinto natural sobre o que é certo ou errado.

— *Que conselhos você daria aos jovens?*

— Os jovens da atual geração são muito mais conscientes de todos esses problemas e os compreendem muito bem. Nos últimos dez ou quinze anos, percebi uma grande mudança de atitude nos jovens. Antes podiam talvez rir e pensar que eu era um pouco diferente, mas agora são pessoas de 20 ou 25 anos que enchem os nossos cursos de verão. Sentem profundamente a necessidade de conhecer seu comportamento e as possibilidades de melhorar sua situação de vida.

— *Há relação entre essa atitude e sua tendência para encontrarem a si mesmos, lutando contra a sociedade de consumo? A mesma atitude positiva que começam a demonstrar quando se trata, por exemplo, de abandonar o fumo?*

— Essa é uma razão. Mas também sentem que há algo que chega ao seu fim em nossa geração e que as condições terão de mudar, pois de outro modo serão conduzidos ao desastre. Sentem que há uma vida melhor, reservada para eles; uma vida lúcida, plena, sem necessidade de estimulantes e de drogas.

— *Poderia dizer-me o que pensa que deveriam fazer as pessoas maduras?*

— Muitos de nossos professores trabalham com a terceira idade. É o grupo que tem maior necessidade de nosso trabalho, porque sua geração não compreendeu o problema do corpo em sua totalidade. Vivem com uma grande ten-

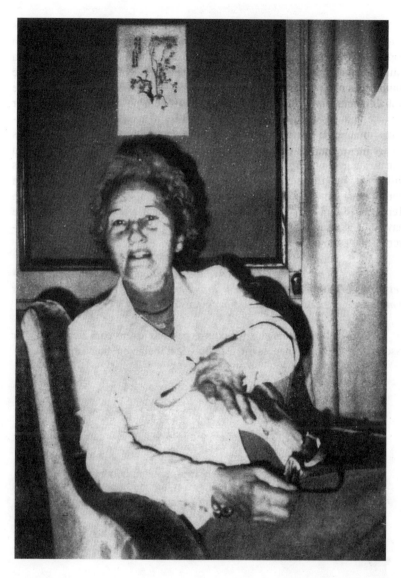

Durante as conversas para finalizar esta obra. (Copenhague, dezembro de 1982)

são (ao menos na Dinamarca), em lares para velhos, isolados e algumas vezes esquecidos por suas famílias. Têm uma verdadeira necessidade de reaprender a forma de se colocar em contato com o meio, de serem capazes de melhorar sua situação. Suas vidas adquirem assim novamente certo sentido e podem inclusive ajudar seus companheiros de asilo. Nossos professores gostam de realizar este trabalho e um número cada vez maior de lares solicita nossa ajuda. Passaram por nossa escola pessoas que estão agora com 60 e 90 anos. Quando chegaram tinham uma saúde muito fraca, seja por haverem sofrido importantes operações ou por haverem estado enfermos durante muitos anos. Têm aprendido tão bem a manejar-se a si mesmos, que todos são agora ativos e podem ajudar de modos diferentes seus filhos e netos. Ao encontrarem em primeiro lugar a harmonia dentro de si mesmos, adquiriram a capacidade de ajudar, depois, aos outros. Temos visto com freqüência como uma pessoa solitária, de 50 anos ou mais, que havia abandonado qualquer perspectiva de fazer algo positivo na vida, se converteu no centro do grupo de familiares e amigos.

— *Você acha, então, que com a ajuda da eutonia as pessoas poderão viver de modo mais pleno, que podem aprender a maneira de serem mais felizes e mais úteis para os outros até o fim de seus dias.*

— Há cada vez mais idosos e poucas pessoas jovens para atendê-los. Por isso acho que é muito necessário este tipo de trabalho em nossa época.

APÊNDICE

APÊNDICE

EUTONIA SIGNIFICA EQUILÍBRIO DE TENSÕES

Educação psicofísica, reeducação e terapias
Gerda Alexander

A palavra eutonia (do grego *eu* = bom, justo, harmonioso, e do latim *tonus* = tônus, tensão) foi criada em 1957 para expressar a idéia de tonicidade muscular harmoniosamente equilibrada e em constante adaptação, em justa relação com a situação que se vive ou atividade que se desenvolve.

A prática da eutonia teve início há cinqüenta e cinco anos,* como conseqüência de pesquisas realizadas sobre os movimentos naturais do homem. Seus resultados deviam aplicar-se ao ensino da rítmica de Dalcroze, a dança e o movimento dos atores. Logo comprovou-se que o trabalho sobre o movimento corporal exercia uma influência generalizada sobre o indivíduo. Pela observação e experiências práticas com pessoas sãs e enfermas de todas as idades, a tarefa cresceu organicamente até alcançar a sua forma atual, que consiste em um ciclo de treinamento profissional, reeducação e terapia de quatro anos de duração. Essas técnicas estão sendo agora confirmadas por algumas das últimas descobertas no campo da neurofisiologia e da psicologia.

A eutonia desenvolve o corpo e a imagem corporal até alcançar uma consciência mais plena e um conhecimento mais completo do corpo. Inclui não somente o controle da postura, a distribuição do peso, o controle do tônus e das funções musculares como também a consciência e o controle de processos semiconscientes e inconscientes como a circulação e a regularização do sistema neurovegetativo autônomo.

O caminho para alcançar esta meta por meio da prática da eutonia é o seguinte:

---

* Entrevista realizada em 1982. (N. do R. T.)

1) *Diagnóstico das tensões musculares*:
a) por meio de uma série de *posições de controle*, e
b) através de movimentos passivos, verificando o controle que têm os alunos de sua inervação motora e seu tônus reflexo.

2) *Teste da imagem corporal*
(modelagem e desenho espontâneo de um ser humano).

3) *Normalização e desenvolvimento da imagem corporal até adquirir uma consciência mais completa do corpo.*

4) *Consciência e controle de todos os graus de tônus muscular,* desde um relaxamento profundo (peso) até a leveza (hipotônus e hipertônus).

5) *Regularização da circulação e respiração inconsciente por meio da técnica especial de permeabilidade.*

6) *Homogeneização* do tônus muscular e *regularização* do equilíbrio de tensões nos músculos sinérgicos por meio da técnica de *contato*.

7) *Prática de movimentos livres de estiramento*:
a) estiramento contra o solo, estirar-se contra um companheiro para desenvolver a força sem tensão excessiva;
b) influência da força conscientemente dirigida contra o solo.

8) *Controle da distribuição do peso* ao sentar-se, se pôr em pé e caminhar.

9) *Equilíbrio.*

10) *Movimentos eutônicos livres em relação com o espaço circundante*: sozinho, com um companheiro e em grupos. As características dos movimentos eutônicos são:
a) tônus igual em todo o corpo;
b) equilíbrio de tensões nos músculos sinérgicos, acompanhado por uma circulação livre e natural, respiração espontânea. Os movimentos eutônicos nunca são repetidos mecanicamente; exigem completa consciência e atenção para cada movimento.

Para que os alunos adquiram a capacidade de julgar por si mesmos se os diferentes grupos de músculos se encontram em um equilíbrio normal de tensões ou encurtados por tensões crônicas, usamos uma série de *posições de controle* que, ao serem praticadas corretamente, produzem o estiramento normal dos músculos e tendões e restauram a mobilidade das articulações. Ao adotar essas posições cada aluno, inclusive se não tem conhecimentos de anatomia, poderá localizar os músculos encurtados.

No começo de um curso de eutonia pede-se aos alunos que modelem ou desenhem um ser humano. Este teste permite comprovar o estado atual da *imagem corporal* do aluno, que se modifica freqüentemente depois de alguns dias de trabalho. Os testes realizados com mais de mil alunos demonstram que apenas uns poucos possuem uma imagem corporal completa. Inclusive entre professores de ginástica, bailarinos, médicos e fisioterapeutas podem ser observadas insuficiências na imagem corporal, apesar de seu preparo profissional e de sua experiência com o corpo humano. Isso evidencia que o conhecimento intelectual do corpo não desenvolve necessariamente a imagem corporal.

— Para *normalizar e desenvolver a imagem corporal* e aumentar, portanto, a consciência do corpo, melhoramos a sensibilidade superficial assim como a mais profunda do organismo. Por meio do *tato*, da percepção do que nos rodeia — o solo, a cadeira, a mesa, a roupa —, conseguimos adquirir consciência das diferentes partes do corpo até sermos capazes de senti-las todas juntas, ao mesmo tempo, seja em movimento ou em repouso. O volume e o peso de todo o corpo e das diferentes partes do tecido muscular devem ser percebidas claramente antes de continuar com a experiência do *espaço interior* do corpo, incluído o esqueleto e os órgãos internos.

Enquanto exploramos e sentimos conscientemente as diferentes partes do corpo, podemos observar uma mudança simultânea do conjunto do tônus corporal. O toque do que nos rodeia iguala e normaliza o tônus. A consciência do volume da massa muscular e seu peso pode fazer descer o nível do tônus muscular até alcançar o relaxamento profundo. A percepção da pele e a consciência do esqueleto podem elevar o tônus da normalidade a uma leveza sem peso.

Depois de um amplo treinamento, esta adaptação do tônus se produz rapidamente e resulta em uma grande ajuda para todo o tipo de trabalho prático, assim como para o trabalho artístico. Esta capacidade para a inervação consciente do sistema nervoso fusimotor traduz-se na obtenção do equilíbrio mental. É usada, portanto, no tratamento das depressões.

Para recobrar a desejada eutonia — para estirar, por exemplo, os músculos encurtados, regenerar os tecidos proporcionando uma maior afluência de sangue e renovar a elasticidade dos músculos flácidos — praticamos as técnicas de *permeabilidade* e *contato*. A permeabilidade é utilizada para melhorar a circulação; o contato, para descarregar e regular a tensão do tônus muscular no sistema autônomo. Controles realizados em pacientes que haviam sido tratados durante dez minutos com a técnica da permeabilidade na Clínica Universitária de Viena permitiram comprovar o aumento da temperatura cutânea, entre meio e cinco graus centígrados; essas temperaturas foram tomadas em diferentes partes do corpo que não haviam sido tocadas pela pessoa que aplicava o tratamento.

Uma sensação peculiar que aparece durante o tratamento ativo em eutonia, assim como durante o tratamento eutônico, é conhecida com o nome de *fenômeno do frio*. Ocorre como norma quando se liberam velhas tensões, com raízes profundas. Uma vez que tenha havido uma resposta no lugar tratado, percebe-se uma sensação de frio — inclusive debaixo da mão quente do professor — e esta sensação pode ser claramente percebida tanto pelo professor como pelo aluno. Dura vários minutos e é substituída, em seguida, por um calor interno abrasador. Este fenômeno produz-se praticamente em todos os casos de poliomielite, quando os músculos que permaneceram imóveis durante muitos anos são ativados pela primeira vez. Freqüentemente, o lugar frio está marcadamente delineado. Se tomamos a temperatura com um termômetro para a pele não se costuma registrar mais de dois graus de diferença, ainda que subjetivamente seja sentido como se fosse muito maior.

Estreitamente vinculado com a técnica da permeabilidade está *o contato*, quer dizer, uma concentração da sensação de descarga da tensão como conseqüência do trabalho com o tato. Isso ocorre quando qualquer parte da superfície do corpo toca um objeto.

Objetivamente falando, até agora somente podemos afirmar que a resistência elétrica da pele sofre mudanças suscetíveis de serem medidas (testes realizados pelo professor Regelsberger, em Munique, com um dermamômetro Siemens). Se em um estado de excessiva tensão tocamos a mão de outra pessoa ou um objeto com nossa mão, podemos observar claramente uma regularização da própria tensão. Primeiramente nos músculos da mão e nos braços e em seguida nos músculos de todo o corpo; e, também, uma melhora da circulação. Esta experiência nos faz compreender que todo o contato com o mundo que nos rodeia leva consigo possibilidades utilizáveis para a regularização e a regeneração da própria tensão muscular. É de sumo interesse a descoberta de que o professor pode averiguar o grau de falta de contato com êxito, baseando-se na reação do paciente ao ser tocado. Vemos uma vez ou outra que a falta de contato psicológico desaparece na medida em que o aluno desenvolve uma capacidade normal para o contato físico. Acumular energia e gastá-la por meio de um contato real com o mundo que nos rodeia, ao tocar os objetos e as pessoas, pareceria ser a atitude mais benéfica para nosso bem-estar, fato demonstrado por nossas experiências com pacientes neuróticos.

Os tratamentos eutônicos requerem que o professor possua um sentido do tato finamente desenvolvido; somente assim poderá verificar se alguma parte do corpo do aluno mostra uma tensão excessiva ou insuficiente para que lhe seja possível aplicar com efetividade a técnica de contato em sua vida cotidiana.

Impõe-se uma cuidadosa observação da reação da pessoa e essa reação depende de muitos fatores, tais como o estado do tempo, o aumento da radioatividade, as influências psicológicas e a alimentação.

Os *tratamentos eutônicos* são controlados por meio da observação tranqüila da respiração da pessoa. O termo respiração nunca é mencionado. Ao desaparecer a tensão dos músculos e tecidos, ao restaurar-se a flexibilidade do tórax e do diafragma, libera-se a respiração espontânea do aluno. Depois de muitos anos de observação estamos convencidos de que a respiração profunda ativa — salvo no caso de ser realmente necessária devido a um esforço — é perigosa e destrói o equilíbrio natural inerente aos processos da respiração, observações que estão sendo confirmadas agora pelas descobertas da fisiologia moderna.

Os tratamentos eutônicos têm produzido os resultados mais inesperados, que permitem destacar as conexões existentes entre o sentido do tato, o tônus e as recordações impressas no corpo. No momento em que se libera uma tensão surgem e podem ser apreciados com contornos claros fatos esquecidos há tempo. Uma vez ou outra temos tido a experiência de ver um aluno, a quem o professor não fez perguntas preliminares e que não havia tido oportunidade para discutir os motivos da tensão que sofria, exclamar repentinamente: "Isto é porque...". Um homem, de 50 anos, que nos havia sido enviado para tratamento por um médico, disse depois de uma crise de neurose cardíaca: "... porque minha mãe nunca estava em casa quando eu voltava da escola". Outro homem, mais ou menos da mesma idade, disse: "... isso ocorreu porque nós tínhamos de mudar constantemente de casa". Em quase todos os casos alguma experiência de insegurança durante a infância produziu uma reação de tensão muscular. Se essas tensões se repetem, muito freqüentemente se tornam permanentes, e a tensão residual pode dar lugar a um estado crônico que posteriormente se traduz em uma enfermidade.

Graças a essas manifestações espontâneas e ao contínuo desenvolvimento, aula após aula, dos conflitos dos alunos, assim como dos desenhos realizados durante as lições ou intercalados com elas, o professor pode ir equilibrando a tensão física e acompanhando as etapas cumpridas por alunos ou pacientes para liberarem-se por si mesmos de suas dificuldades psicológicas. Mesmo que não surjam imagens especiais na memória, percebemos claramente mudanças de atitude. Os alunos se tornam mais sossegados e menos inibidos, mais alegres e mostram maior habilidade para executar suas tarefas diárias.

Durante muitos anos de trabalho com os alunos do Froebel Kindergarten Training College de Copenhague pudemos observar até que ponto o talento criador e a capacidade para expressá-lo melhoram com o aprendizado da eutonia, apesar de o programa incluir apenas uma aula semanal para um grupo de vinte alunos provenientes de diferentes meios sociais. Com os estudantes de teatro observamos fatos semelhantes.

Os *tratamentos terapêuticos* por meio da eutonia tiveram excelentes resultados ao serem aplicados às desordens nervosas de todo tipo e também a perturbações digestivas, enxaquecas, asma, gagueira, insônia e às doenças causadas pelo cansaço. Também têm sido obtidos bons resultados nos casos nos quais fracassou o tratamento médico comum (seqüelas de poliomielite e traumatismos do cérebro, paralisias, tiques, perturbações da visão e nos casos de infecção aguda).

A título de exemplo nos referiremos ao tratamento de uma pessoa afetada por seqüelas de poliomielite. B., nascida em 1920, mãe de duas crianças (de 5 e 7 anos), contraiu paralisia infantil em 1950. Depois de passar uma temporada no hospital começou o tratamento habitual.

Anda coxeando e somente pode caminhar durante vinte minutos por vez, com a ajuda de uma bengala. Seu joelho está muito estirado. Não pode levantar a coxa se está sentada, não pode levantar a perna estendida em posição deitada, não pode se deslocar de costas, não pode descer uma escada sem apoio, sofre cãibras durante a noite. Foi admitida em 16 de fevereiro de 1956 para um período de testes de dois meses, com a condição de que não realizasse nenhum outro tratamento durante esse tempo.

Em sua primeira visita para o tratamento eutônico, B. sente uma sensação de calor e compreende rapidamente o princípio da eutonização; é capaz, então, de trabalhar por sua própria conta em casa. Depois da quarta visita para tratamento viaja para a Noruega com seus filhos, mas se deprime porque não pode caminhar sobre a neve. Depois de algumas vacilações compra, de qualquer modo, um par de calças para esquiar. Na Noruega pratica os exercícios de eutonia todos os dias e caminha quatro horas e meia diariamente; com uma pequena ajuda é capaz de levantar pela primeira vez a perna afetada.

1º de abril: Levanta a perna 3,5 cm. Em 4 de abril visita a clínica na qual havia estado anteriormente para obter uma informação precisa sobre as perspectivas futuras no caso de continuar ali o tratamento. Dizem a ela que seu estado não sofreu nenhuma mudança durante os últimos anos e que não há possibilidades de melhora no futuro.

14 de abril: Levanta a perna 16 cm.

20 de abril: Levanta a perna 18 cm; acabam as cãibras noturnas.

23 de abril: Desce a escada pela primeira vez sem apoio; pode mover a perna para dentro e para fora; os músculos de suas nádegas se desenvolveram visivelmente e pode caminhar sem bengala.

28 de abril: Os músculos e os tendões dos joelhos encontram-se mais desenvolvidos; não há mudanças na circunferência da coxa; a lateral interna ainda continua levemente desenvolvida.

20 de junho: Levanta a perna 29 cm. Sai em férias de verão. Regressa em meados de agosto sem haver praticado os exercícios, mas já pode levantar a perna 33 cm. É preciso destacar que foi tratada apenas com eutonização. Os exercícios de resistência foram utilizados unicamente para verificar o aumento da força.

Durante a temporada seguinte (1956-1957) foi tratada no total vinte e duas vezes. Pode caminhar sem nenhuma dificuldade; já não necessita da bengala. Agora pode levantar suas coxas somente 25 cm; este retrocesso se deveu a um estado de esforço excessivo. Antes do tratamento com eutonia, B. não era capaz de fazer muita coisa em sua casa; atualmente cuida da casa de sítio bastante extensa e cuida de seus dois filhos sem ajuda permanente. Pôde inclusive dançar novamente.

Temporada 1957-1958: participa uma vez por semana das reuniões de um grupo comum de ensino.

Não veio na temporada de 1958-1959. Chamada telefônica de controle em junho de 1959: sente-se bem.

O tratamento de eutonização atua com relativa rapidez e produz uma melhora do estado geral e mudanças na postura e nos movimentos. Não começamos, entretanto, o ensino referindo especificamente aos movimentos até haver alcançado um estado mais ou menos satisfatório de equilíbrio de tensões no corpo.

O contato de qualquer parte do corpo com o espaço circundante e com o solo regula as tensões sinérgicas. Chamamos *desenho* a esta parte da técnica de contato com o espaço aplicada ao movimento. Estes desenhos, realizados com diferentes partes do corpo, como os dedos, as mãos, joelhos, cotovelos, pés, cabeça, ouvidos etc., constituem um aspecto essencial da educação para o movimento eutônico.

Começando pelo *estiramento* vital da totalidade do corpo, que surge espontaneamente como conseqüência da normalização do tônus e da prática da técnica de *permeabilidade*, continuamos com o estiramento contra o solo. Esta técnica desenvolve a força, especialmente nos músculos lombares, enquanto os músculos do estômago se mantêm livres, garantindo assim uma circulação e uma respiração sem incômodos. Ao fazer isso descobrimos a importância de ter uma idéia clara da *direção da força* de empuxo no espaço. A partir da mesma posição inicial e usando a mesma quantidade de energia, o resultado do movimento será muito diferente conforme a direção em que a força se dirija a partir do solo. Se alguém que está deitado sobre as costas, com os joelhos dobrados, com as plantas dos pés apoiadas no solo, sem deslizar, empurra com as plantas dos pés para baixo e para a frente em um ângulo de cinco graus em relação ao solo, a pelve girará levemente e toda a coluna vertebral, até o pescoço, se estirará, em direção à cabeça, arrastando também em seu movimento os joelhos. Se adotamos a mesma posição inicial e, em vez de empurrar para a frente, a força se dirige, com esse mesmo ângulo de cinco graus, para o próprio corpo, a pelve deslizará até os calcanhares e os joelhos serão flexionados ao máximo. Ao adotar novamente a posição inicial, se dirigimos a força verticalmente contra o solo com o ângulo de noventa graus, a pelve e as costas se levantarão formando um arco.

Com essas experiências básicas estudamos o contato consciente com o solo assim como no espaço, para obter movimentos eficazes e aumentar a força sem tensão excessiva, sem interferir nas reações da respiração espontânea. Com o objetivo de controlar tensões adicionais desnecessárias dos músculos vinculados com a respiração, o aluno pode entoar com a boca fechada durante os exercícios que exigem gasto de energia. Este zumbido também é usado para liberar as tensões em torno das cordas vocais e para obter elasticidade vital em todo o organismo. As vibrações devem ser sentidas em todo o corpo.

Todas as possibilidades de *distribuição do peso* e a distribuição consciente do peso a partir dos pés, das pernas — da cabeça ao fêmur — e da pelve até a quinta vértebra lombar, e desta pela coluna vertebral até o atlas para liberar de estiramentos reflexos os músculos do esqueleto, são exercitadas por meio do balanço sobre blocos semicirculares de madeira. A percepção do contato com o solo, por meio do bloco, assim como da periferia da cabeça até o teto, desenvolve segurança no equilíbrio.

Em todas as etapas da educação eutônica o aluno tem a possibilidade de experimentar as diferentes técnicas de uma maneira pessoal. Nos "estudos", seja individual, com um companheiro ou em grupos, experimenta as leis básicas do ritmo, dinâmica, forma, coreografia. Utiliza-se uma simples notação do ritmo e da melodia para os movimentos com percussão e instrumentos melódicos.

A *comunicação* na eutonia começa pela comunicação do eutonista com cada aluno. Esta comunicação está baseada na capacidade do eutonista de captar conscientemente, em seu próprio corpo, as diferentes fixações tônicas do aluno. Por outro lado, a comunicação tônica é a base corporal da atitude social para toda verdadeira comunicação com outro indivíduo.

A pedagogia da eutonia cria uma situação que permite a cada aluno descobrir suas próprias possibilidades e explorar as causas de suas dificuldades nas atitudes cotidianas. Ainda que as diferentes técnicas pedagógicas e terapêuticas da eutonia sejam suficientemente eficazes para produzir um progresso rápido, são utilizadas somente na medida em que os alunos são capazes de continuar conscientemente cada etapa de mudança em suas sensações corporais e integrá-las em sua imagem corporal. Com técnicas muito rápidas corre-se o risco de provocar uma perda da identidade. Já em 1936 percebi os enormes perigos que uma técnica como a vegetoterapia de Wilhelm Reich podia apresentar ao atuar sobre o equilíbrio da personalidade sem lhe dar um máximo de segurança. São bem conhecidos os fracassos das diferentes formas de treinamento sensorial.

Portanto, e muito especialmente entre os professores de eutonia que se ocupam da educação corporal dos deficientes e dos enfermos, a base de sua formação profissional será o conhecimento do próprio organismo e a capacidade de verificar em seu corpo as dificuldades do aluno.

A comunicação dos alunos entre si está baseada no respeito profundo da singularidade e das diferenças mútuas. Para evitar influências perturbadoras sobre os demais não se admitem o tato e o contato corporal antes que cada aluno tenha aprendido a equilibrar-se com técnicas de contato que empregam utensílios cotidianos, pedaços de bambu e bolas de tênis.

A necessidade de saber equilibrar-se quando se trabalha em contato corporal com outros está demonstrada cientificamente. Ainda em 1951 realizei pesquisas com o *dermamômetro* do professor Regelsberg, em Viena, sobre a resistência elétrica cutânea. Esta pesquisa foi realizada diariamente, durante um mês, com trinta pessoas, sob a orientação do professor A. Bartussek. O *dermamômetro* mostra exatamente a influência imediata do contato da mão sobre o braço de outra pessoa. O equilíbrio tônico de um eutonista se transmite logo e pode normalizar — quer dizer, baixar ou aumentar — o tônus muscular do paciente ou aluno. Se o eutonista está nervoso, devido, por exemplo, a uma radioatividade aumentada antes de uma tempestade, sua mão transmite este estado de desequilíbrio em poucos segundos.

Encontra-se um outro exemplo no livro sobre a *auriculopuntura* do professor Barth, de Munique (Colônia, Ecco Verlag, 1946). Ele mostra essa transmissão em um exemplo de controle de pontos de acupuntura sobre a orelha de um coelho enfermo. Durante todo o tempo em que o médico toca o animal, podem-se medir sobre a orelha do médico e sobre a do coelho enfermo manifestações correspondentes aos mesmos pontos de acupuntura. Esses fatos comprovam minhas próprias experiências realizadas ao longo de cinqüenta anos.

Levando em conta esta pesquisa, o trabalho entre duas pessoas não é recomendável antes que cada aluno tenha alcançado em seu organismo um equilíbrio básico por meio do contato com o solo através dos utensílios cotidianos (lápis, cobertores, bambus, bolas de tênis etc.). Por outro lado, a comunicação entre dois indivíduos não se estabelece somente por meio do tato e do contato, mas também a partir do espaço interior de um indivíduo para seu espaço exterior e, em seguida, para o espaço corporal do outro.

A etapa seguinte é a comunicação com todo o corpo entre três pessoas: não duas mais uma, mas cada uma em contato simultâneo com os outros nas duas direções. Esta comunicação de três pessoas é a situação-chave desta etapa fundamental.

Esta capacidade de estar aberto em todas as direções com a mesma intensidade é essencial para as vias corporal e psíquica. Quando a situação de três foi dominada, as etapas seguintes — contato de quatro ou mais participantes — não apresentará dificuldades especiais. Uma comunicação total semelhante, a partir do próprio espaço interior para o exterior e através do espaço interior do outro, permite a cada membro do grupo viver um estado de presença da totalidade psicossomática dos demais companheiros, única na eutonia. Um estado desses é totalmente diferente da comunicação exclusivamente verbal e abre um caminho para novas formas de criatividade e para uma nova arte expressiva.

A comunicação verbal na eutonia

O funcionamento e a entonação da voz do eutonista desempenham um papel importante. Este deve ser capaz de adaptar sua voz ao meio, evitando, dentro do possível, o emprego da imaginação e da sugestão; isso quer dizer que ele dará indicações claras e neutras. Para assegurar o estado de alerta e a continuidade da atenção dos alunos, evita-se estritamente o emprego de fórmulas. É preciso lembrar que a eutonia não é um método de relaxamento, mas um caminho para uma nova ampliação da consciência de nossa realidade psicossomática. Um exercício nunca é repetido do mesmo modo e as condições são diferentes a cada vez (influência da situação inicial, tempo, frio, calor, radioatividade etc.). Isto significa que um exercício nunca é, na realidade, o mesmo. Além disso o eutonista deve, ao falar, executar sua indicação com seu próprio corpo. Observa-se uma grande diferença positiva na capacidade dos alunos para levar a cabo a tarefa quando o professor a realiza enquanto fala, com o próprio corpo.

Durante a primeira etapa do trabalho, que revaloriza a sensibilidade superficial e profunda e normaliza e desenvolve a imagem corporal, as reações se originam, na maioria das pessoas, nas lembranças pré-natais e pré-verbais, que não se deixam verbalizar sem transformar-se e deformar-se. O aluno se expressa espontaneamente, se o escutamos sem interpretar o que diz. Antes de 1964, as primeiras sessões nunca haviam sido verbalizadas; porém, sob a influência da liberação dos estudantes, os alunos franceses queriam a todo custo expressar-se verbalmente porque tudo o que fosse comunicação estava na moda nessa época. Ao proceder desse modo, perde-se em parte o valor terapêutico deste período formativo, que deveria constituir a base para o reencontro da unidade psicossomática. Aconteceria o mesmo se um aluno se psicanalisasse durante o período de formação eutônica. Freqüentemente os alunos podem verbalizar e conhecer intelectualmente seus problemas enquanto o corpo permanece rígido.

O eutonista observa cada reação do aluno, especialmente sua respiração. A atmosfera no trabalho deve estar baseada no equilíbrio do eutonista, que, com sua presença, sua segurança e eventualmente, se situa junto a um aluno angustiado. Se há verbalização nas etapas posteriores, nas quais a verbalização é normal, observa-se que os alunos que falam são sempre os mesmos. Esses dirigem e usam os demais com suas observações de uma maneira que limita a riqueza das observações dos outros alunos. Se, em contrapartida, se lhes permite expressarem-se escrevendo, cada participante efetuará uma observação diferente e pessoal.

Para a experiência dos alunos é muito importante que escutem as aulas da primeira etapa de sua formação em sua língua materna. Ainda que o idioma da escola seja o inglês, procuramos, dentro do possível, ensinar as primeiras etapas em pequenos grupos, em diferentes línguas.

Atribui-se especial importância ao trabalho em grupos. Ser capaz de ajustar o próprio tônus e ritmo e adaptar-se também ao de outra pessoa, aprender a unir-se em um verdadeiro grupo de trabalho sem perder a própria personalidade, desenvolve e enriquece o aluno. É especialmente interessante praticar com grupos de alunos pertencentes a diferentes nações e culturas.

Para chegar a ser professor de eutonia, o trabalho que o aluno realiza sobre si mesmo ocupa o primeiro plano durante os quatro anos de formação profissional. Somente aqueles que depois de árduo trabalho tenham conseguido completo domínio na busca da própria eutonia, apesar das influências perturbadoras da vida de nossas cidades modernas, são capazes de ajudar outros em seu caminho. Além do conhecimento das várias técnicas eutônicas e da terapia eutônica, a formação proporciona um panorama completo em matéria de anatomia, fisiologia, neurologia, patologia e psicologia, assim como o acesso a seminários sobre as últimas descobertas científicas.

As possibilidades de ação para um professor e terapeuta são múltiplas e situam-se nos mais variados campos, tais como o parto sem dor, o ensino de alunos normais e deficientes e o trabalho de reabilitação. Os eutonistas costumam ser chamados para assessorar os trabalhadores das fábricas, oficinas e encarregados das máquinas e também para orientar o pessoal de casas comerciais, postos telefônicos e escritórios. Podem realizar ensino especializado em escolas de música, centros de educação rítmica e dança e escolas de teatro. Devem ser capazes de adaptar seu trabalho às necessidades específicas do grupo assim como aos problemas individuais. Isso exige personalidades maduras, completamente vivas e capazes, interessadas em provar novos caminhos sob sua própria responsabilidade.

Aumenta a cada dia o interesse pela educação eutônica. Existem centros de eutonia dirigidos por professores formados pela Escola Alexander em muitos lugares do mundo. Os princípios básicos da eutonia estão sendo empregados no ensino da rítmica, da ópera, dança e escolas dramáticas, no treinamento de todo o tipo de esportes e na reeducação e terapia.

Inaugurou-se uma seção para o ensino da eutonia na Faculdade de Psiquiatria da Universidade de Estrasburgo. Parece que o treinamento eutônico pode chegar a dar uma resposta para as exigências da geração mais jovem, desejosa de estender os limites de sua consciência por novos caminhos, por meio de uma educação psicofísica.

A EUTONIA, FUNDAMENTO DA EDUCAÇÃO RÍTMICA

O verdadeiro pedagogo deve ser ao mesmo tempo um fisiólogo, um psicólogo e um artista.

Jaques-Dalcroze

Não foi certamente por casualidade que Jaques-Dalcroze escolheu colocar sua escola sob o signo do yin-yang, símbolo dos grandes ritmos do microcosmo e do macrocosmo. O homem deve procurar seu meio vital no equilíbrio entre o consciente e o inconsciente, a vida vegetativa e a atividade voluntária; o dever do artista é encontrar o equilíbrio entre o conteúdo e a forma correspondente.

A aptidão do homem para sentir um ritmo está vinculada ao sistema vegetativo, isto é, às funções do simpático e parassimpático, que regulam todos os processos vitais do organismo humano, inclusive a respiração inconsciente.

Na medicina chinesa, esta função dupla está caracterizada também pelo signo yin-yang; todas as propriedades excitantes ou calmantes utilizadas na ação terapêutica da música se baseiam naquelas reações. A consciência do desenvolvimento no tempo de um ritmo vivo somente depende da vontade.

Se o equilíbrio entre o simpático e o parassimpático está perturbado, o homem torna-se arrítmico e perde a saúde. A doença mais difundida de nossa época é a distonia, um problema de equilíbrio das funções do simpático e do parassimpático; apresenta-se mais freqüentemente sob a forma de uma hipertonia, quer dizer, um predomínio do simpático e de sua função aceleradora sobre o sistema vegetativo, em detrimento do período de regeneração ligado à função do vago. Esta arritmia manifesta-se no ritmo respiratório inconsciente do homem: falta a pausa respiratória. O indivíduo não encontra o repouso em si mesmo, está nervoso, aumentam a freqüência de seu pulso e de sua tensão arterial, dorme mal, excita-se e agita-se com facilidade, seus movimentos são precipitados e desconexos. Conhecemos esses fenômenos sob o nome genérico de *stress* ou "doença dos executivos".

Os fenômenos contrários, a hipotonia, a preponderância do vago, com um pulso muito lento, uma pressão arterial baixa, que expressam o esgotamento do organismo, encontram-se há alguns anos cada vez mais difundidos. Formas leves de distonia podem ser dominadas, ao menos passageiramente, pela ação excitante ou calmante da música. Mas, se as pessoas arrítmicas a quem devemos dar aulas sofrem de problemas mais sérios, não podemos ajudá-las fazendo-as realizar exercícios rítmicos baseados na ação voluntária, fazendo-as bater ou marcar ritmos caminhando. Na melhor das hipóteses, obtém-se assim uma harmonização temporária dos movimentos, como se pode ver freqüentemente em cena; porém, não se consegue a união música-movimento que tende a curar e a liberar o ator e o espectador e que pode realmente contribuir para nosso desenvolvimento.

Por exemplo, o domínio do tempo interior, que é um fator essencial da educação musical, não pode ser alcançado se a base de toda a experiência rítmica, ou seja, o sistema vegetativo, está doente. Se restabelecemos o equilíbrio do sistema vegetativo, as dificuldades rítmicas dos alunos desaparecem, repentinamente, sem exercícios rítmicos particulares. É importante que isso seja conhecido não somente por aqueles que praticam terapia por meio da rítmica. Encontramos atualmente em todos os grupos pessoas cujo sistema vegetativo está perturbado, inclusive entre os profissionais da música, da rítmica e da dança.

Dalcroze verificou (E. Jaques-Dalcroze. *Ritmo, música y educación*. 1919) "que de cada dez crianças, duas no máximo reagem normalmente; que o sentido do tato e do movimento, do espaço e da posição, raramente se encontram perfeitamente puros, do mesmo modo que o ouvido perfeito que os músicos chamam de audição absoluta". Elfriede Feudel expressa em seu livro *Educación rítmica*, 1939, que todo educador do corpo assim como todo pedagogo e principalmente todo médico deveriam refletir profundamente ao assistir à primeira aula de rítmica e contemplar corpos de crianças completamente impotentes e inconscientes de seus meios. Deveriam perguntar-se se não existem outros males invisíveis ou pelo menos outros aspectos da natureza humana grosseiramente descuidados. Não poderão duvidar de que faz falta uma educação dos movimentos naturais, além da que existe atualmente.

Essa era a situação antes da guerra. Aqueles que se ocupavam das crianças em grandes cidades sabem que, inclusive nos países que não foram diretamente afetados por ela, a situação piorou muito. A impossibilidade de repor-se da fadiga e o esgotamento dos sentidos fazem estragos, de modo que uma grande parte das aulas de rítmica se dedica a recuperar as possibilidades normais de concentração e de percepção sensorial.

Há, entretanto, professores de rítmica e inclusive diretores de cursos profissionais que consideram que a preparação corporal não é necessária para a rítmica e as dificuldades corporais se resolvem por meio de exercícios rítmicos e musicais adequados.

Todos sabemos certamente, por experiência, que a improvisação de um professor bem-dotado pode alcançar resultados que os alunos não poderiam alcançar por si sós. As belas experiências são uma fonte de alegria e de liberação quando propostas em momento oportuno, porém não bastam para alcançar a meta de toda verdadeira pedagogia: que o aluno seja capaz de render o máximo, independentemente do professor.

A citação a seguir nos ensina quanta importância o próprio Jaques-Dalcroze atribuía à preparação corporal:

> Não podemos falar de uma união entre os ritmos corporais e musicais sem exigir que esses dois elementos sejam aprofundados e estudados com o mesmo empenho. Ao professor de rítmica incumbe a tarefa difícil de criar uma técnica fisiopsíquica para a educação por meio do ritmo, uma técnica particular que não tem nenhuma relação imediata com as experiências habituais na educação física. O ensino da técnica corporal necessária para a rítmica deve preceder o ensino da técnica acrobática, desportiva ou coreográfica.

O professor de rítmica que descuida conscientemente do conhecimento do estado corporal de seus alunos renuncia à função de pedagogo, cujo dever mais urgente é combater, inclusive na música, as tendências prejudiciais para a saúde na vida moderna. Esta educação e esta perfeição artísticas, que não se apóiam na especulação intelectual, conduzem ao desenvolvimento de um organismo são com ótimas funções nervosas.

Deveria ser evidente, ao confrontar o ritmo corporal e o ritmo musical, que é preciso consagrar tanto tempo ao estudo das leis do movimento como ao das leis musicais e harmônicas.

O estudo das leis musicais repousa sobre uma tradição centenária que torna supérflua qualquer tomada de posição pessoal. Porém na cultura ocidental não existe uma tradição semelhante para a educação corporal. Devido ao fato de que o estudo do balé e da ginástica, por melhor que fosse, não pudesse responder às exigências especiais dos movimentos diferenciados da rítmica, cada qual se via mais ou menos reduzido às suas próprias experiências. Os escritos de Delsartes eram dificilmente acessíveis. No século passado, Delsartes havia tentado explorar as leis da expressão humana estudando o homem em todas as situações possíveis da vida. Foi grande o mérito da professora Rosalía Chladek (Viena) por haver criado com seu sistema de leis do movimento humano, deduzidas da estrutura de nosso corpo (leis do peso, do dinamismo e do espaço), uma base equivalente à da harmonia. Todos os professores de rítmica deveriam utilizá-lo.

O conhecimento científico do movimento ampliou-se muito durante os últimos trinta anos. Sabe-se que o tônus corporal, que é a tensão básica do organismo humano vivo, é influenciado não somente por fenômenos físicos e psíquicos inconscientes, mas também pela vontade. Assim, mediante um trabalho a realizar, é possível colocar-se, por meio da representação interna, nas condições físicas favoráveis. Foi descoberto no cérebro um centro de atenção, a formação reticular, e um sistema nervoso gama que atuam sobre esta imaginação, em parte pelos nervos sensitivos e em parte pelos nervos motores. Contribui também para regular as inervações motoras não diferenciadas até alcançar os mais finos matizes da experiência artística.

Esses novos conhecimentos obrigam-nos a revisar a fundo nossa concepção de ginástica. A compreensão intelectual das relações, por um lado, e a experiência do próprio corpo, por outro, são necessárias se queremos que frutifique esta nova ciência em nosso ensino. Isso implica um estudo renovado e, inclusive, freqüentemente, uma nova orientação, porque a cada ano se descobrem relações desconhecidas até o momento, entre os fenômenos conscientes e inconscientes. Mas esta ciência, que já se ensina àqueles que se preparam para ser educadores esportivos e fisioterapeutas, será igualmente necessária no futuro para os professores de rítmica, se estes não quiserem ser superados pela atual evolução.

A nova fisiologia tem contribuído também para aumentar o conhecimento sobre o corpo. A concepção do esquema corporal, da imagem corporal, desempenha um papel que não deve ser descuidado no desenvolvimento da personalidade. Tem sido verificada a existência do esquema corporal, por exemplo, entre os amputados, nos quais se comprovou que subsistia a consciência corporal dos membros perdidos. Observou-se ainda que em certas enfermidades psíquicas a consciência corporal pode desaparecer total ou parcialmente (por exemplo, a consciência de um braço, uma mão ou uma perna).

Tem-se admitido até o momento que uma pessoa normalmente desenvolvida possui uma imagem normal de seu corpo, correspondente às formas visíveis. Eu gostaria de mostrar-lhes agora imagens corporais selecionadas entre as de mil alunos. Esses exemplos referem-se a pessoas das quais se poderia pensar que, por sua formação, deveriam ter um sentido corporal melhor desenvolvido que as demais: ginastas, bailarinas, educadores rítmicos, fisioterapeutas e médicos.

Do exame clínico desses alunos pode-se deduzir que nos lugares ausentes na imagem corporal diminui a circulação e a sensibilidade da pele, fatores importantes para as funções reguladoras dos movimentos motores que dependem do sistema gama e da formação reticular. Este fato mostra a importância de uma imagem corporal intacta para a educação do movimento. Os melhores exercícios e a boa vontade do aluno se revelaram de escassa utilidade para melhorar a postura se falta, por exemplo, consciência corporal das costas: é uma verificação que pode ser feita inclusive com os bons ginastas. Isso se aplica também às dificuldades técnicas dos instrumentistas e cantores. Por isso começamos o estudo da eutonia com a normalização da imagem corporal, que se desenvolve por meio do trabalho consciente sobre o corpo, e em seguida do espaço interior do corpo; esta consciência abarca não somente a pele (forma exterior) e os músculos, mas também o espaço interior, o esqueleto e os órgãos internos. Dá-se aos alunos a possibilidade de avaliar os progressos fazendo-lhes modelar e desenhar um corpo humano.

Por meio da eutonia se alcança:

1) Uma inervação particular e precisa dos músculos sinérgicos, que permite realizar um trabalho máximo com um gasto mínimo de energia e que evita o cansaço. A diferença entre o movimento ginástico e o movimento eutônico é comprovada com o miógrafo.

2) Uma inervação consciente do sistema nervoso gama para chegar a dominar o tônus corporal, tanto em repouso como ao realizar diferentes movimentos, desde os mais pesados (falta completa de contração) até os mais leves.

3) A influência consciente sobre o equilíbrio vegetativo por meio da *técnica do contato*, deslocamento voluntário e controlado do domínio do simpático sobre o parassimpático em estado de consciência diurna ampliada. Esta técnica pode ser utilizada não somente em estado de repouso, quando a consciência está atenuada, mas também aplicada aos movimentos diurnos e a qualquer trabalho. Regula a respiração inconsciente, supera os problemas circulatórios e todas as formas de distonia. A ação regeneradora desta técnica, que também pode ser empregada terapeuticamente, é visível, por exemplo, por meio de radiografias das enfermidades dos ossos.

No *movimento eutônico* as três inervações funcionam ao mesmo tempo. Nos "estudos", podem ser praticadas separadamente e usadas com uma finalidade terapêutica.

Como *teste muscular* utilizamos as posições de controle, que mostram se os músculos têm seu tempo de repouso natural e se as articulações têm o máximo de mobilidade. Essas duas condições são indispensáveis para a postura e o movimento eutônicos.

A educação do movimento propriamente dita parte das tensões vitais que se põem em evidência espontaneamente ao usar a técnica do contato. Essas tensões se aplicam em seguida longe do solo ou em oposição, como resistência a um companheiro ou aos objetos. Assim pode-se obter uma ampliação máxima da força sem perturbar a respiração nem a circulação.

Passa-se em seguida aos estiramentos livres, que tendem a desenvolver a leveza. As várias possibilidades de aplicação da posição do corpo estão reguladas pela função do músculo psoas ilíaco, levando em conta a elasticidade da musculatura abdominal.

Em todas as etapas desta preparação o aluno tem a oportunidade de expressar-se livremente por meio do movimento, durante as improvisações ou ao praticar determinados exercícios sozinho, com um companheiro ou em grupo. Pouco a pouco os alunos adquirem consciência do espaço corporal interno e do movimento eutônico e a aplicam igualmente nos movimentos da vida cotidiana. O método de trabalho da eutonia não surge de observações teóricas, mas unicamente de observações e experiências práticas.

Citaremos, para terminar, umas palavras de Jaques-Dalcroze:

> Nestes tempos de reconstrução social da humanidade haverá a necessidade, mais do que nunca, da reeducação do indivíduo. Muito se tem discutido e escrito sobre as modificações que trarão fatalmente ao espírito social e artístico de amanhã os graves problemas que nos impedem, na atualidade, de ter uma visão nítida e clara dos atos que devemos realizar no porvir para manter nossas idéias sobre a cultura. Parece-me que se trata de ensinar nossas crianças a adquirir consciência de sua personalidade, a desenvolver seu temperamento, a liberar de toda resistência seu ritmo de vida individual. Mais do que nunca convém ensinar-lhes as relações entre a alma e o espírito, entre o subconsciente e o consciente, entre as qualidades de imaginação e de realização.

TESTEMUNHO

Quando do 75º aniversário de Gerda Alexander
Charlotte Blensdorf Mac Jannet

Os pais de Gerda Alexander se conheceram em uma viagem pela Suíça organizada por meu pai, Otto Blensdorf. Gerda foi o primeiro filho do casal; poderia dizer então que minha família a conheceu antes que tivesse nascido. Seu pai, um industrial da cidade de Barmen, na região alemã do Reno, era um amante das rosas de seu jardim e da música, e também um bom pianista. Sua mãe era alegre, caprichosa, uma mulher formosa, cheia de imaginação, mas também uma excelente dona de casa que compartilhava com seu marido o interesse pelas artes. Gerda e seu irmão menor foram educados no ambiente tradicional de uma família alemã culta.

Quando ainda era muito jovem, Gerda assistiu a um dos cursos de rítmica Dalcroze ministrado por meu pai. Ele havia começado a estudar com Emilio Jaques-Dalcroze em Genebra, em 1906, e posteriormente em seu instituto de Hellerau, perto de Dresden. Professor talentoso e músico criador, havia experimentado primeiro comigo, sua filha maior, de 5 anos, o novo método de educação por meio da música e do movimento.

Gerda pediu a seus pais que a mandassem para o "senhor Blensdorf". A mãe duvidava: "A menina já tem muita imaginação". Porém Gerda insistia, despertando seus pais todas as manhãs cedo e repetindo seu pedido, até que a mãe, exasperada, acedeu a seus desejos. E dessa forma, com 7 anos, Gerda começou suas aulas de rítmica Dalcroze. A ela encantavam as aulas, assim como a seus pequenos companheiros; rapidamente o grupo foi capaz de traduzir música em movimento e vice-versa. O professor tinha grande senso de humor e divertia-se ensinando seus alunos. Quando os pais lhe perguntavam: "Que fazem nas aulas?", Gerda respondia-lhes: "Wir haben uns tot gelacht" (Morremos de rir).

Logo ela e seu grupo foram escolhidos para realizar demonstrações de rítmica, solfejo e improvisação nas cidades vizinhas. O "estar em cena" acendeu sua imaginação e a tornou consciente do papel da música, do movimento, do espaço e da forma no teatro.

Pouco depois o professor Blensdorf se encarregou da educação musical dos atores e cantores da renomada escola de teatro Louise Dumont, perto de Düsseldorf. Haviam construído uma sala especial com esse objetivo e lhe ofereceram o cargo de diretor de música em uma escola próxima. Estourou nesse momento a Primeira Guerra Mundial (1914-1918).

Vieram tempos difíceis, de frio e fome, mas as aulas nas diferentes cidades continuaram desenvolvendo-se como antes. Na realidade tornaram-se ainda mais importantes para os jovens, pois podiam expressar por meio da música e do movimento o que sentiam e não podiam dizer com palavras.

A jovem Gerda e seus companheiros se divertiam intensamente com a companhia dos artistas da Ópera e do Teatro de sua cidade, demonstrando-lhes uma ilimitada admiração e afeto. Desde estes dias o famoso diretor Fritz Zweig, e Tilly de Garmo, o grande ator, ingressaram no círculo de seus amigos íntimos, assim como outros artistas, homens e mulheres, de muitos outros países, de renome internacional.

Em 1923 meu pai fundou a Blensdorf Schule (Seminário Dalcroze), em Elberfeld, para a preparação de professores de rítmica. Eu regressei para perto dele dois anos mais tarde, depois de haver passado vários anos na Suécia ensinando e colaborando na direção do Instituto. Gerda ainda fazia parte do grupo de alunos, junto com vários companheiros do grupo original, talentosos e entusiastas. Ao mesmo tempo, Otto Blensdorf passou a ser conhecido como poeta e compositor com suas deliciosas "Kinder Spielund Tanzlieder". Recebeu convites de quase todos os países europeus de língua alemã para dar seus cursos de introdução para jardins-de-infância e escolas de professores, trabalhadores sociais e diretores de grupos juvenis, assim como para educadores que vinham de outros países. Gerda e seus camaradas cantavam, bailavam e atuavam em algumas dessas aulas dedicadas a aprender a observar e reconhecer os elementos do ritmo, da dinâmica, do som, do espaço e da forma nos atos espontâneos da vida diária e na brincadeira das crianças.

Durante os anos posteriores à Primeira Guerra Mundial, a busca da expressão por meio do movimento para liberar a tensão emocional do corpo e da mente converteu-se em uma necessidade urgente da população. Surgiram escolas e métodos das mais diversas origens, inspirados nas danças com pés descalços de Isadora Duncan ou nas danças gregas, ou no estudo anatômico das funções musculares. Chamavam-se "movimento livre", "dança moderna" ou "educação corporal".

Os integrantes do Seminário Blensdorf tomaram parte de importantes reuniões de diferentes escolas, impressionados porém não inteiramente satisfeitos com o que viam e escutavam. O sistema Dalcroze de educação, com sua vinculação com o tempo, a dinâmica, o som, o espaço e a forma no movimento e a música, sua educação do ouvido para a audição, sua criatividade na improvisação musical, fazia-nos sentir que estávamos mais próximos do que outros da educação integral do ser humano.

Posteriormente sobreveio um período de avaliação, de esclarecimento, de revisão dos princípios básicos. Pandeiros, triângulos e pratos se uniram ao piano e algumas vezes o substituíram. A flauta de bambu, originária da Inglaterra e usada em meus cursos de verão na Alemanha e Escandinávia, atraiu a atenção de meus colegas do continente.

Depois da partida de Jaques-Dalcroze de Hellerau, em 1914, alguns de seus entusiastas discípulos alemães continuaram aplicando suas idéias de forma criativa, durante a guerra e seus subseqüentes desastres. Surgiram certamente mal-entendidos entre as diferentes escolas de rítmica e também com o Instituto de Genebra. Por ter sido a primeira estudante alemã que recebeu seu diploma na Suíça, pouco depois do término da guerra, ocupei-me intensamente tratando de restabelecer os vínculos de compreensão e o harmonioso intercâmbio internacional entre colegas.

Gerda e outros estudantes colaboraram na preparação de um encontro com os dirigentes das escolas alemãs e austríacas. Este foi seguido por uma reunião, que se realizou no ano seguinte, com um representante do Instituto de Genebra e assim nasceu a Deutsche Rhythmikbund. Esta experiência foi importante para todos os nossos alunos.

No mês de agosto de 1926, Gerda e outros discípulos assistiram a uma demonstração de meu trabalho com crianças no Primeiro Congresso do Ritmo, no Instituto de Genebra.

Durante o Curso de Verão, que foi organizado para dar seqüência, compreendi que o método Dalcroze corria o risco de descuidar da vinculação entre o movimento rítmico natural e a busca intelectual do fenômeno musical. Desta falta de consciência podiam surgir tensões e esforços físicos, mentais e emocionais, capazes de apresentar obstáculos para o desenvolvimento harmonioso da criatividade no estudante. Jaques-Dalcroze disse-me um dia: "É tarefa da próxima geração encontrar o caminho para a forma natural do movimento". Desde o começo de seu ensino havia tentado em vão encontrar ajuda neste sentido nas ginásticas comuns. Esta preocupação foi tomada muito a sério pelo nosso grupo e levou eventualmente Gerda a desenvolver sua "eutonia".

Os dirigentes da Escola Blensdorf proporcionavam aos alunos muitas oportunidades de realizar experiências práticas e os enviavam para viver e ensinar durante vários meses nos institutos educacionais, adaptando o que haviam aprendido a cada necessidade específica.

Uma oportunidades esplêndida para realizar uma ampla pesquisa mudou a Escola temporariamente para Jena. Gerda foi minha ajudante em um centro para meninos e meninas de diferentes idades, deficientes ou com graves problemas, e trabalhou também com prostitutas que esperavam uma criança não desejada. Dávamos também aulas ao pessoal médico e profissional.

Nosso trabalho na Escola Experimental para uma Nova Educação, com o professor Peter Petersen, na Universidade de Jena, foi especialmente valioso para nossos alunos. Somente depois desta preparação prática eles se apresentavam para os exames finais para professores de rítmica, que se realizam em Berlim. Gerda chegou a converter-se em uma educadora que se sobressaía devido em parte à sua prática anterior no "Seminarchen" (pequeno seminário). Assim o chamavam afetuosamente os alunos.

Em 1928 viajei para a Inglaterra para passar uma grande temporada ensinando em uma Escola para Bolsistas da Nova Educação, em Surrey, e também em Londres, onde me dediquei ao ensino do canto. Continuei, além disso, com meus cursos de verão na Escandinávia, aos quais acorriam muitos de meus antigos alunos, apesar da degradação das condições políticas e econômicas na Alemanha.

Ofereceram a Gerda um cargo na Phillipsen School para crianças com problemas, instalada em Vedback, Dinamarca, e na Froebel Trainning School, em Copenhague. Aceitou e rapidamente viu-se ensinando a centenas de crianças nos jardins-de-infância de toda a cidade. Ela se encarregou também de meu antigo trabalho no Conservatório de Malmö, e no Instituto de Ginástica Sueca, em Lund.

Logo travou amizade com músicos e artistas. Desde o ano de 1911, quando Jaques-Dalcroze ofereceu uma interpretação completamente nova da ópera *Orfeu* de Glück com seus alunos, no Festspielhaus de Hellerau, com montagem do grande Adolfo Appia, seus seguidores que tinham inclinações artísticas tratavam por sua vez de representar cenas dessa mesma ópera. Eu o fiz em Malmö, em 1926, e Gerda em Copenhague, com Else Brems no papel de Orfeu. Teve então um grande êxito que lhe valeu um convite para trabalhar na Ópera de Berlim, que ela não aceitou.

Meu casamento em 1932 com Donald R. Mac Jannet, fundador e diretor de uma escola norte-americana em St. Cloud e Paris, e de um Acampamento Internacional de verão em Talloires, lago de Annecy, França, e também o fato de que Gerda teve uma vida sumamente ocupada fizeram com que nossos contatos fossem menos freqüentes. Em seguida, a guerra se interpôs entre nós, enviando-nos, a Donald e a mim, aos Estados Unidos, enquanto Gerda sofria em seu novo país, Dinamarca, e ajudava a outros que se encontravam em grande perigo de morrer.

Voltamos a nos encontrar em 1946, desta vez em Talloires. Desde então Gerda deu seus cursos de verão de eutonia, todos os anos, em nosso Acampamento e em seguida em nossa restaurada Prieuré, a formosa abadia dos beneditinos.

O nome "eutonia" foi oficialmente aceito em 1959, depois do Primeiro Congresso Internacional de Professores de *Relaxamento*, palavra que não concordava com o ensino de Gerda, destinado a alcançar um equilíbrio consciente de tensões.

Durante meus onze anos como presidente da Organização Internacional de Professores Dalcroze (UIPD) tive a oportunidade de vincular o trabalho de Gerda com o Método Dalcroze e de acompanhar as demonstrações realizadas por ela nas reuniões da ISME (Sociedade Internacional de Educação Musical).

A Associação Internacional de Eutonia Gerda Alexander está filiada atualmente à ISME e à UNESCO. O Centro de Genebra para a preparação de professores de eutonia foi criado por uma das primeiras alunas de rítmica e eutonia de Gerda, Gunna Brieghel-Müller, quando esta obteve o seu diploma no Instituto Dalcroze.

Gerda é compreendida e apreciada na maior parte dos países europeus, em Israel, na América Latina e Estados Unidos. Seu livro pode ser lido em quatro idiomas e milhares de pessoas agradecem os valiosos ensinamentos que lhes serviram para enriquecer suas vidas e fazê-las mais toleráveis. Sua terapia dá novas esperanças a casos de deficientes, aparentemente sem solução. Eu, minha família e meus amigos nos sentimos profundamente em dívida para com ela; agradecemos e admiramos o exemplo de uma vida dedicada com plenitude e alegria à sua tarefa.

Genebra, dezembro de 1982

A ESCOLA GERDA ALEXANDER

Folheto explicativo

O que é a eutonia?

A eutonia é uma nova técnica voltada para o desenvolvimento da personalidade integral. Pela cuidadosa atenção que se presta às sensações corporais, o aluno adquire consciência da influência das emoções e das atividades intelectuais sobre todo o organismo e, portanto, sobre as possibilidades de expressão artística em matéria de movimento, modelagem, pintura e música. É também um sistema de treinamento destinado a melhorar a percepção e o controle da postura e do movimento cotidianos, utilizado na terapia e reabilitação de pacientes com desordens neuromusculares.

Objetivos e ética dos estudiosos da eutonia

Toda a formação está baseada no respeito pela personalidade do aluno. O respeito a cada indivíduo constitui a base do desenvolvimento do aluno para conseguir ser um eutonista consciente.

Um *eutonista consciente* é a pessoa que integra em sua vida diária os princípios básicos da eutonia, sendo capaz de adaptar o ensino às exigências especiais que surgem do trabalho com diferentes grupos e indivíduos em quaisquer disciplinas que os alunos decidam praticar depois de se formarem.

Aspira-se, por meio dos estudos eutônicos, despertar as capacidades do aluno, como base para seu completo desenvolvimento pessoal, que se alcança não somente por meio de uma preparação intelectual ou de influências ideológicas.

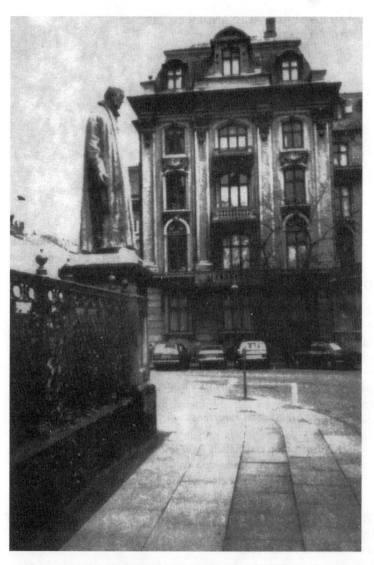
A Escola Gerda Alexander em Copenhague

Sistema de ensino

O desenvolvimento eutônico começa com a experiência consciente dos limites do próprio corpo — a pele —, que é a forma exterior, e com a descoberta do espaço interior por meio da sensibilidade superficial e profunda.

O tato e o contato, incluindo alguns implementos auxiliares (função delegada), são empregados como base para a vinculação com o ambiente, os objetos e as demais pessoas.

Além disso, o ensino inclui:

1) *Conhecimento da sensibilidade superficial e profunda*, para completar posteriormente a imagem corporal. Isto fortalece, por sua vez, o sentido da realidade e o sentido de orientação.

2) *Consciência do tônus* (a tensão natural e adequada ao tônus muscular).

3) *A regulação de influências sobre o sistema nervoso autônomo.*

4) *Estimulação e consciência dos reflexos posturais*, como base para a postura e movimentos eutônicos.

5) *Consciência da vibração nas cápsulas e ligamentos das articulações*, de sua estrutura, função e movimento.

Movimento eutônico

É o movimento que inclui ao mesmo tempo a consciência do espaço interior do corpo e do contato do corpo com o espaço circundante e com os objetos.

Partindo da improvisação, os alunos criam séries de movimentos para explorar os efeitos da gravidade e a relação entre o movimento e o espaço.

Movimentos individuais acompanhados por sons, voz ou instrumentos levam a uma compreensão do ritmo, som e forma no movimento, linguagem e música.

Método

O equilíbrio do tônus muscular é alcançado por meio do treinamento da percepção e do controle consciente do tônus do músculo em movimento. Durante este trabalho eutônico reduz-se gradualmente a energia bloqueada que poderá ser canalizada pela atividade criativa.

Partindo da imagem corporal, o desenvolvimento leva a adquirir a consciência do corpo, a consciência instantânea do corpo inteiro com seu espaço interior, órgãos e circulação, estrutura óssea, cápsulas das articulações, ligamentos e periósteo, e simultaneamente da forma exterior do corpo e seu volume no espaço.

Inclusive a mais ligeira intenção de mudança no movimento é sentida imediatamente na mudança de tônus (inervação antecipada).

Esses processos podem ser acompanhados objetivamente pelos estudos, durante toda a formação, por meio de:

1) testes especialmente idealizados para controlar a imagem corporal,
2) testes especialmente idealizados para controlar as tensões musculares; e
3) testes especialmente idealizados para controlar os movimentos passivos (capacidade para dominar as inervações motoras e o reflexo tonal).

Terapia

O aluno ou paciente participa ativamente no processo de tratamento.

O professor mostra as diferentes formas de tratamento eutônico-pedagógico com os alunos, que se tratam entre eles, uns aos outros. O aluno realiza com os supervisores o controle dos tratamentos.

Durante os três últimos meses de tratamento eutônico-pedagógico é dada ao aluno a oportunidade de tratar outro aluno com dificuldades especiais, por conta própria. Catorze dias antes do exame final o aluno deve apresentar uma informação escrita sobre o tratamento.

No exame, o tratamento é aplicado diante de dois supervisores. Os exames escritos e práticos são qualificados de acordo com a "escala 13" dinamarquesa.

Pedagogia

Na pedagogia eutônica atribui-se uma grande importância à capacidade do professor para transmitir os princípios da eutonia e à flexibilidade para adaptar suas instruções às circunstâncias individuais.

O treinamento do professor começa com uma aula diária a um grupo próprio, comentando-a em seguida com o instrutor. Dá-se também ao aluno a oportunidade de ensinar aos alunos do primeiro ano, em pequenos grupos, sob supervisão.

Durante o terceiro ano, o aluno dirige por sua conta um grupo de quatro pessoas, no mínimo, sob supervisão, por três ou seis meses. Durante o exame final, no qual o aluno-instrutor oferece uma demonstração de 45 minutos, apresenta uma aula com o grupo para o qual está ensinando.

Além disso, o aluno-instrutor terá de dar uma aula de 30 minutos sobre um tema escolhido por sorteio com meia hora de antecipação.

Três semanas antes do exame deverá submeter à apreciação dos supervisores um comentário escrito sobre as aulas dadas previamente e sobre as reações dos membros do grupo, bem como uma avaliação de suas próprias reações enquanto ensina.

O quarto ano inclui cinco ou seis meses de trabalhos práticos em uma instituição ou escola, ou com um eutonista formado, como base para a orientação final.

SOLICITAÇÃO DE INSCRIÇÃO

Condições para admissão

Idade mínima: 23 anos. Certificado de estudos gerais (segundo grau) ou um nível de estudos similar (por exemplo, diploma de professor, diploma de professor de música ou rítmica, ergoterapeuta ou fisioterapeuta) e/ou experiência prática em música, artes ou trabalho social; conhecimento completo da língua inglesa (todas as aulas são dadas em inglês); experiência prévia de trabalho com um eutonista, durante um ano pelo menos (cursos de verão e trabalho regular em grupos, por exemplo, cursos de fim de semana).

A língua inglesa é usada em todos os exames e trabalhos escritos.

Duração do curso

Quatro anos. Depois de um período de experiência de seis meses, o aluno é aceito em caráter permanente, salvo em caso de circunstâncias especiais.

A solicitação de inscrição deve ser acompanhada por um certificado de saúde, atestado de tuberculose (com menos de um mês da data de emissão), *curriculum vitae*, teste psicológico e de inteligência, e um breve resumo dos motivos que levam o solicitante a estudar eutonia.

Os alunos são obrigados a cursar todas as matérias ensinadas. Em casos especiais pode haver exceções com relação a certos temas teóricos. Devem participar também de demonstrações de trabalhos práticos e da reunião inter-

nacional anual da AIEGA (Associação Internacional de Eutonia Gerda Alexander).
A formação exige completa dedicação e esforço por parte do aluno. Por este motivo, não se permite que realize outros trabalhos, além de seus estudos, nem que ensine outros tipos de educação ou terapias vinculadas ao corpo e à mente, ou participar destas, salvo por meio de permissão especial.
A formação inclui:

Eutonia (prática e teoria, desenvolvimento da consciência corporal, regulação do tônus muscular, regulação da circulação e da respiração).
Pedagogia e didática da eutonia.
Terapia eutônica. Tratamento teórico-prático.
Educação pré e pós-natal para os pais.
Educação da fala.
Fabricação de flautas de bambu. Execução musical deste instrumento.
Introdução à técnica de dança de Rosalía Chladek ("Grundlagen der tänzerishchen Bewegung") (não há exame).
Danças de salão com o professor Karl Heinz Taubert (não há exame).
Psicologia, teoria e prática.
Anatomia (morfologia).
Fisiologia, neurologia, neurofisiologia, neuropatologia, psiquiatria.
Freqüência a seminários de especialistas das modernas correntes de neurofisiologia e outras disciplinas científicas.

Os exames para a graduação do aluno, uma vez terminada sua preparação, serão orais, escritos e práticos. As classificações são atribuídas de acordo com a "escala 13" dinamarquesa. Os alunos serão avaliados por pedagogos em eutonia, especialistas, professores universitários, psicólogos e médicos.
O exame é realizado com o patrocínio da AIEGA (Associação Internacional de Eutonia Gerda Alexander), juntamente com a UNESCO por intermédio da ISME (International Society of Musical Education).
Os alunos devem pagar taxas de exame.
O exame não habilita o graduado para preparar e ensinar professores de eutonia. Depois de dez anos de prática nos vários campos da eutonia será apresentada uma solicitação que será considerada por uma comissão especial de assuntos educacionais da AIEGA, para obter autorização para formar professores.
Depois de completar seus exames, os estudantes comprometem-se a ingressar na AIEGA e a cumprir as normas referentes a publicações, avisos, taxas etc. Para estar informados sobre as disposições mais recentes, os mem-

bros devem assistir às reuniões e cursos da AIEGA para eutonistas profissionais, uma a cada três anos pelo menos.

Taxas

As taxas para os cursos de eutonia chegam a ... DM (marcos dinamarqueses) durante os três primeiros anos e a ... DM durante o quarto ano, que devem ser pagos em três cotas anuais. A primeira, ao ser aceita a solicitação de ingresso.

Os estudantes estrangeiros podem obter subvenções ou bolsas por meio da International Student's Exchange, da Studienstiftung des Deutschen Volkes ou Academikervenband, entre outras instituições.

....

Pela presente comprometo-me a não atuar como eutonista até haver sido aprovado no exame final da formação.

Concordo, e estou portanto de acordo, em não usar a palavra *eutonista* ou o nome de Gerda Alexander, nem nenhuma das técnicas ou material educativo da escola antes de ser aprovado no exame final e de me formar.

....
      Data   Assinatura

Nome completo:..
Data de nascimento:..
Profissão:...
Endereço permanente:...

(SOLICITA-SE ESCREVER COM LETRAS MAIÚSCULAS)

ASSOCIAÇÃO INTERNACIONAL DE EUTONIA GERDA ALEXANDER (AIEGA)

1. *Nome da organização internacional não estatal*:
   Associação Internacional de Eutonia Gerda Alexander ou AIEGA, que inclui:
   The Gerda Alexander School
   Frederiksgade 14, DK — 1265 Copenhague K
   École Suisse d'Eutonie Gerda Alexander
   2, place des Eaux-Vives, CH-1207 Genebra

2. *Endereço da sede e nome da pessoa a quem deve ser dirigida a correspondência*:
   AIEGA, 2 place des Eaux-Vives, CH-1207, Genebra.
   Sra. Gunna Brieghel-Müller.

3. *Objetivos gerais da organização*:
   A Associação Internacional de Eutonia Gerda Alexander ou AIEGA é uma organização sem fins lucrativos, autônoma (de acordo com o artigo 60 e seguintes do Código de Direitos Suíço). Seus fins são:

   a) Criar uma organização central para os eutonistas formados nas Escolas Gerda Alexander.
   b) Facilitar os contatos e o intercâmbio de experiências, organizando reuniões, conferências, cursos, congressos etc., e por meio da publicação de uma revista internacional que contenha todas as informações úteis, tais como datas dos cursos e reuniões, endereços de eutonistas e escolas reconhecidas, bibliografias etc.

c) Colaborar para a manutenção do nível da educação profissional em todos os países, sugerindo programas de estudos e exames, publicando textos adequados e facilitando o intercâmbio de professores e alunos.

d) Dar apoio à profissão e publicar a lista de eutonistas formados e das escolas reconhecidas pela AIEGA.

e) Estimular a pesquisa no campo da eutonia.

f) Proteger a independência da eutonia de Gerda Alexander.

g) Garantir o constante desenvolvimento do eutonista formado nos vários campos da eutonia, em seus aspectos pedagógicos, artísticos e terapêuticos, levando em consideração as últimas descobertas em neurologia, patologia e psicologia.

4. *Principais atividades da organização*:

Da AIEGA: Recolher e fazer circular experiências dos eutonistas formados, especialmente na área de reeducação: pacientes com paraplegias e quadriplegias, poliomielite e amputações, assim como a ampla gama de distúrbios psicossomáticos (distonias).

Das escolas: A formação profissional de eutonistas: um período de estudos de quatro anos de duração que inclui um período inicial de avaliação de seis meses.

....

8. *Membros:*

    a) The Gerda Alexander School, Copenhague, Dinamarca.
       École Suisse d'Eutonie Gerda Alexander, Genebra, Suíça.
    b) Todos os eutonistas formados.
    c) Grupos nacionais de eutonistas formados na Dinamarca, Suíça e Bélgica e em preparação na França e Canadá.

    Amigos e organizações de apoio, com delegados na AIEGA: DEGGA (Deutsche Eutonie-Gesellschaft Gerda Alexander), e.V.Bremen (1.Vorsitzender Dr. A. Bartussek).
    Selskab for Rytmik og Afspaending (1945-80), Copenhague.

9. *Está a organização afiliada a alguma outra organização independente ou alguma organização do sistema das Nações Unidas?*
    A AIEGA está associada à UNESCO por intermédio da ISME (Internactional Society of Musical Education).

10. *Endereços de seções regionais ou escritórios regionais:*
Nenhum.

11. *Estrutura*:
    a) A. Membros
    B. Conselho Internacional de Eutonia
    C. Comitê executivo
    D. Comitê profissional
    E. Auditores
    Vejam-se também as normas da Associação.
    b) Reuniões anuais
    Uma assembléia a cada três anos
    O último encontro (juntamente com a assembléia geral) realizou-se em 5 de julho de 1981.

12. *Membros das comissões diretoras*:
    AIEGA: Presidente: Sebastián Betz, eutonista
    Von Coels-Str. 38, D-5100 Aachen.
    Vice-presidente: Sylvie Pourtier-Sobottke, eutonista
    Beethovenstr. 41, D-4650 Gelsenkircheb.
    Secretária: Gunna Brieghel-Müller, eutonista
    2, place des Eaux-Vives, CH-1207, Genebra.
    Tesoureiro: Albert Jaton, eutonista
    49, rue des Eaux-Vives, CH-1027, Genebra.
    The Gerda Alexander School, Copenhague
    Diretora: Gerda Alexander
    Fredericksgade 14, DK-1265 Copenhague K.
    Co-diretora: Lis Koie Palsvig
    Vallerod Vaenge 20, DK-2960 Rungsted.
    École Suisse d'Eutonie Gerda Alexander, Genebra
    Diretora: Gunna Brieghel-Müller
    2, place des Eaux-Vives, CH-1207, Genebra.

13. *Publicações*:
    Informações da AIEGA é publicado várias vezes por ano, em francês. Contém informações gerais dedicadas a todos os associados sobre o trabalho da instituição e informes sobre os trabalhos dos diferentes grupos durante o encontro anual de Estrasburgo. Recebem-se também contribuições individuais sobre eutonia.

    Deutsche Eutonie-Gesellschaft Gerda Alexander e. V. Mitteilungen, publicado duas ou três vezes por ano. Contém informação geral para os membros referente ao trabalho da Associação, trabalhos individuais, dados sumários sobre os cursos de verão e de fim de semana etc.

PRIMEIRO CONGRESSO INTERNACIONAL SOBRE RELAXAMENTO E REEDUCAÇÃO DO MOVIMENTO FUNCIONAL

(COPENHAGUE, DINAMARCA, 30 DE JULHO A 2 DE AGOSTO DE 1959)

O Congresso realizará suas sessões em Emdrupborg, Emdrupvej 101, Copenhague NV, sob os auspícios do Ministério de Educação Pública.

TEMA

O programa constará essencialmente do estudo das leis de relaxamento e tensão, da postura e do movimento natural e sua relação com a pedagogia, a educação artística, a psicologia, a higiene mental, a terapia e a fisiologia do trabalho.

OBJETIVO

O Congresso dará aos educadores, ginastas, terapeutas, industriais e chefes de pessoal, assim como ao público em geral, a possibilidade de informar-se de modo teórico e prático sobre os numerosos campos de aplicação do relaxamento e do movimento natural.
Além disso dará oportunidade aos pedagogos e homens de ciência que tenham estudado isoladamente estes problemas nos diversos países de conhecer seus respectivos métodos, discuti-los e eventualmente realizar trabalhos em colaboração.

AGENDA

Os seguintes especialistas se comprometeram a participar:

Doutor E. Willms, Zurique: "O treinamento da imagem corporal".

Professor S. Molbech, Instituto de Ginástica Teórica, Universidade de Copenhague: "A relação entre as tensões psíquicas e musculares".

Doutor Moshe Feldenkrais, Tel Aviv: "As relações entre o funcionamento do corpo e o amadurecimento do espírito".

Gerda Alexander, Copenhague: "O desenvolvimento da imagem corporal e a eutonia (equilíbrio de tensões) e sua relação com a pedagogia, a educação artística, a fisiologia do trabalho e a terapia". Conferência e demonstração.

Doutor Alfredo Bartussek, Salzburgo: "As relações entre a postura e a saúde dos órgãos digestivos".

Doutor Nic Wall, Oslo: "Teste muscular".

Doutor Klaus Wegcheider, Merxhausen/Kassel: "Treinamento autógeno do professor J. H. Schultz".

Professor engenheiro Fritz Winckel, Universidade de Berlim: "Pesquisas sobre a influência da postura sobre os órgãos da voz, realizadas com instrumentistas e regentes de orquestras".

Professora Rosalía Chladek, Viena: "As leis orgânicas do movimento corporal". Conferência e demonstração.

Professor Frank P. Jones, Universidade de Tufts, Boston, Mass., Estados Unidos: "O método de Mathias Alexander". Pesquisas científicas especializadas sobre o movimento funcional.

Aloys Weywar, Zurique, Viena: "O método do doutor conde Max Thum-Hohenstein". Conferência e demonstração.

Bodill Farup, reitor da Universidade Clínica de Orientação da Criança, Copenhague: "Resultados dos tratamentos por meio da eutonia (equilíbrio de tensões) com as crianças".

Dick Read Grant, MAMD Cantab., Inglaterra: "O parto natural".

Marussia Bergh, Copenhague: "Relaxamento".

Ingrid Prahm, Copenhague: "Relaxamento". Trabalho prático com alunos de diversas idades. Demonstração.

Anders Ahlgren, diretor do Departamento de Ginástica, Malmberget, Suécia: "O treinamento do movimento do operário na indústria pesada, nas fábricas de aço de Sandviken".

PROGRAMA DE TRABALHOS PRÁTICOS

Grupo A
Equilíbrio de tensões e sensação do próprio espaço corporal ("esquema corporal") como fundamento necessário de toda educação corporal.
Gerda Alexander, Copenhague.

Grupo B
Cursos de coordenação mental e física.
Doutor M. Feldenkrais, Tel Aviv.

Grupo C
Os problemas da postura segundo os princípios de Mathias Alexander e de Charles Neil.
Jean Gibon, Viena, Zurique.

Grupo D
O método do doutor conde Max Thun-Hohenstein.
Aloys Weywar, Viena, Zurique.

Grupo E
As leis do movimento natural como base para a educação do bailarino.
Professora Rosalía Chladek, Academia Nacional de Música e Artes Cênicas, Viena.

CURRICULUM VITAE

Nome: Gerda Alexander
Data e lugar de nascimento: 15-2-1908, Wuppertal, Alemanha
Nacionalidade: Alemã
Endereço permanente: Frederiksgade 14, DK-1265 Copenhague K
Idiomas: alemão, inglês, francês, dinamarquês e sueco.

I. Estudos e experiências de trabalho

Gerda Alexander começou a tocar piano em 1914 e entrou na Otto Blensdorf Schule für rhythmische und musikalische Erziehung um ano depois. Em 1922, quando tinha 14 anos, foi professora assistente nas diversas filiais desta escola (Barmen-Elberfeld, Essen, Düsseldorf, Colônia, Remscheis, Solingen etc.).
Iniciou os estudos profissionais no Seminar für Rhythmik und Volkskunsterziehung, dirigido também por Otto Blensdorf, em 1924. Cinco anos depois, em 1929, obteve o certificado oficial de professora de Rítmica e Movimento na Hochschule für Musik em Berlim.
Pouco depois, Gerda Alexander foi co-diretora, com Otto Blensdorf e sua filha Charlotte (Mac Jannet), de um curso de verão sobre rítmica e movimento, para escandinavos, em Vedbaek, Dinamarca. Isso deu origem a um convite de Anna e Bertha Wulff para encarregar-se do ensino de rítmica, dança e movimento na Fröbel Hojskole.
Enquanto realizava seus estudos, teve oportunidade de encenar a ópera *Hänsel e Gretel*, de Humperdinck, e desde então se propôs a reforma das estruturas tradicionais dos movimentos cênicos. Em 1930 realizou no teatro de Malmö, Suécia, uma representação da ópera *Orfeu e Eurídice*, de Glück; em

1933, de *Ja-Sager*, de Kurt Weill, e em 1935, de *Fido e Enéias*, de Purcell, com a participação da Orquestra Filarmônica Sydsvenska, dirigida por Walter Meyer Radon.

Em 1946, os alunos da Escola Gerda Alexander interpretaram cenas corais de *Orfeu e Eurídice*, de Glück, com a participação de Else Brems, da Ópera Real, no papel de Orfeu. Posteriormente, Gerda Alexander foi convidada para interpretar as mesmas cenas na Ópera Real, e nesse mesmo ano também para fazer parte do elenco da Ópera Real e da Escola de Teatro, onde havia estado ensinando durante uma década.

II. Atividades vinculadas com a arte

1933 — Diretora da Danish Pipers'Guild (Liga dos executantes de flautas de bambu). Em seguida, membro da Pipers'Guild International.
1933-43 — Ensino na Escola Frederksberg de Música Folclórica (diretor: C. M. Savery).
1933-46 — Ensino de rítmica em jardins-de-infância municipais e particulares, em Copenhague.
1942-48 — Ensino de eutonia ao grupo Stanilavsky de atores, em Copenhague.
1946-71 — Ensino de eutonia a músicos, regentes de orquestra, coro e pessoal administrativo da radiodifusora dinamarquesa (Danish Brodcasting House).
1951-59 — Ensino de eutonia aos estudantes e cantores da Royal Theatre School, Copenhague.
1969-79 — Ensino de eutonia na Music High School de Egtved, Dinamarca.

III. Atividades vinculadas com a pesquisa e a terapia

1926-27 — Um ano e meio no projeto de pesquisa do Centro Residencial para Crianças e Adolescentes com Perturbações Mentais de Stradtroda, Turíngia, como ajudante de Charlotte Blensdorf Mac Jannet.
1936-39 — Preparação de professores e sessões com pacientes internados no Instituto Breininge para crianças com perturbações mentais, Dinamarca.
―――――― — Centro de Orientação e Tratamento de Crianças, Departamento de Psicologia, Universidade de Copenhague: tratamento e consulta.
―――――― — Instituto do Estado para Educação da Voz e da Fala: tratamento.
1946-51 — Clínica Pediátrica, Hospital da Universidade de Copenhague (Rigshospitalet), professor Dr. Preben Plum, especialmente casos de crianças espásticas e asmáticas.
1947 — Convidada pelo professor Struthers, MD, diretor da Fundação Rockfeller na Europa, Paris, para estudar o trabalho do Centro Tavistock, Londres, e do hospital para crianças espásticas e seus jardins-de-infância especializados.

1951 — Convidada para realizar demonstrações de terapia eutônica com pacientes da clínica do professor Denk, Universidade de Viena. O engenheiro doutor Weidenwolf realizou mensurações elétricas do "fenômeno do contato" e mediu também as diferenças de temperatura dos pacientes tratados com essa técnica. Convidada simultaneamente por meio da Fundação Rockfeller para observar o trabalho na clínica psiquiátrica do professor Hoff, Universidade de Viena.

——————— — Tratamento de pacientes particulares durante os últimos cinqüenta anos; casos de paraplegia, espasticidade, hérnia de disco, amputações, casos psicossomáticos, tais como enxaqueca e asma, reeducação de problemas da postura por meio da terapia eutônica nos casos em que os tratamentos tradicionais não tenham êxito.

IV. Atividades educativas e experimentais

1926 — Trabalho na escola para jovens de ambos os sexos no primeiro Instituto Pedagógico Científico da Universidade de Jena, como ajudante do professor Peter Petersen, criador do Plano Jena.

——————— — Três anos de trabalho experimental com eutonia e rítmica na Escola Municipal de Vanlose (Merete Norrdentoft), com demonstrações controladas pela Sociedade de Rítmica e Liberação de Tensões (diretores: Erik Tuxen, Finn Höffding, Thorkild Vanggaard).

1929-39 — Instituto próprio em Malmö, Suécia, com aulas para crianças, adultos, bailarinos e professores de jardins-de-infância.

1931-39 — Ensino de movimento e música no Instituto de Ginástica Sueca (Major Thulin) em Lund, Suécia, e em seus cursos internacionais de verão em Revingehed, Malhamed e Estocolmo.

1940-44 — Um período de dois meses, durante o verão, com alunos profissionais, e três semanas de cursos de verão para escandinavos em Hove, Dinamarca.

1954-77 — A cada dois anos, cursos de verão sobre eutonia no Instituto Jaques-Dalcroze, Genebra, Suíça.

Desde 1959 — Cursos anuais no CEMEA (Centro de Treinamento dos Métodos de Educação Ativa), Paris.

1962 — Cursos de pós-graduação para professores da Escola Superior de Ginástica, sob os auspícios do Ministério da Educação, Dinamarca.

1968-74 — Ensino para pós-graduados do Departamento de Música da Escola Superior de Professores de Copenhague.

1968-81 — Cursos anuais de eutonia na Beruffsfachschule für Gymnastik de Essen, Alemanha (anteriormente Bundeschule Dore Jacobs).

1978 — Conferencista convidada pela Sociedade para a Saúde Mental, Pittsburh, EUA; em seguida, uma entrevista sobre a eutonia em rádio francesa.

V. Atividades desenvolvidas durante quatro meses no Estados Unidos, em 1954

Conferências e demonstrações no Departamento de Psicologia da Universidade de Winterpark, Flórida; em Cambridge, Massachusetts, e em Boston (Departamento de Ginástica).
Conferência nos Seminários das Quartas, no Hospital Bellevue, Nova York (a convite da dra. Lauretta Bender).
Conferências sobre eutonia na Sociedade das Crianças Espásticas, em Bridgeport.
Participação no Congresso da Sociedade Psicanalítica, em Atlantic City (a convite de Frida Fromm-Reichmann e Edith Weigert).
Conferência na Sociedade Dalcroze, em Nova York.
Demonstração intensiva de trabalhos, durante duas semanas, para psiquiatras, psicólogos e professores, seguida por um simpósio sobre eutonia, em Arlington, Massachusetts.

VI. Cursos internacionais, oficinas e seminários sobre eutonia

1933-38 — Instituto Ginástico Sydsvenka, Lund, Malmö, Revingehed e Estocolmo, Suécia.
1935-38 — Cursos anuais para professores suecos em Sorö, Dinamarca.
1939-45 — Oficina de música, movimento e dicção para professores no Conservatório Real de Música, Salzburgo.
1940-45 — Cinco anos de treinamento em rítmica e eutonia, origem da Escola Gerda Alexander.
1942-46 — Cursos para estudantes no Conservatório Real de Música e na Universidade de Copenhague.
1945-50 — Seminários anuais na Academia de Música de Estocolmo; seminários a convite de Alva Myrdal, para educadores sociais e educadores de Estocolmo; seminários para professores das escolas de Estocolmo; seminário para professores de jardins-de-infância e professores de dicção em Göteborg.
Cursos de verão para professores de canto em Emaaland (Aake Nygren).
1947 — Duas semanas de oficinas intensivas com treinamentos para os músicos da Orquestra de Paris e para os estudantes de flauta de Marcel Moïse, Paris.
1951 — Oficinas para médicos do método Franz Xaver Wayr em Goisern, Áustria.
1952-58 — Cursos anuais de verão em Grossgmain, Salzburgo, em colaboração com o doutor Alfred Bartussek.
1953 — Cursos para professores de rítmica em Berlim, Alemanha Ocidental.
1953-60 — Cursos anuais para dirigentes industriais do grupo CEGOS, Paris.
1954-78 — Cursos a cada dois anos no Instituto Jaques-Dalcroze, Genebra.

Cursos anuais (desde 1959) para o CEMEA (Curso de Treinamento dos Métodos da Educação Ativa), Paris.
1973 — Sessões de fim de semana para fisioterapeutas e profissionais da educação física da Universidade de Bordeaux, Pau, Marselha, Aix-en-Provence.
1978 — Cursos de eutonia em Buenos Aires e La Plata, Argentina. Curso intensivo na Universidade de Montreal, Canadá.
1978-81 — Curso de verão no fórum para música e movimento de Lenk, Suíça.
1980 — Demonstração na academia de verão para estudantes de música do Studienstiftung des deutschen Volkes.

VII. Primeiro Congresso Internacional sobre Relaxamento e Movimento Funcional

1959 — Presidente do Primeiro Congresso Internacional sobre Trabalho Corporal, Movimento e Terapia, realizado sob os auspícios do Ministério da Educação da Dinamarca. Participaram mais de 500 especialistas de diversos países. Um dos objetivos do Congresso era estudar as leis do relaxamento e da tensão e sua vinculação com a educação, a arte, a psicologia, a saúde mental, a terapia e o trabalho. O Congresso ofereceu a oportunidade, aos participantes e ao público em geral, de conhecer os diversos campos de aplicação da liberação da tensão e do movimento funcional, sob forma teórica e prática. Outro objetivo era dar aos participantes a oportunidade de ver, compreender e discutir os demais métodos, com vistas a futuro trabalho, pesquisa e cooperação. Os detalhes sobre este Congresso figuram no programa transcrito na p. 163.

VIII. Convidada para dar conferências e seminários nos seguintes encontros internacionais

1945 — Congresso de Professores de Música da Noruega, Oslo.
1950 — Primeiro Congresso Internacional de Ortopedia, Viena.
1958 — Congresso de Professores de Música Escandinavos.
Congresso da ISME, Copenhague.
1960 — Congresso da ISME, Copenhague.
1961 — Congresso da ISME, Viena.
Congresso UIPD, Schönbrun, Viena
Congresso de Relaxamento, Universidade de Estrasburgo (professor Kammerer).
1963 — Congresso Internacional de Dança, Zurique.
Congresso AFA, Freudenstadt.
1964 — Congresso Mundial de Psicodrama, Paris.
Congresso Mundial de Medicina Física, Paris.
Congresso Internacional de "Ginástica Voluntária", Tolosa.

1965 — Segundo Congresso Internacional Jaques-Dalcroze, Genebra.
Congresso AFA, Freudenstadt.
1968 — Congresso da Sociedade Mensendick, Amsterdã (100º aniversário de Bess Mensendick).
1969 — Congresso da ISME, Moscou.
1971 — Congresso Internacional de Ioga, Willingen.
Seminário da ISME, Buenos Aires e la Plata.
1975 — Internacionale Gesellschaft für Tiefenpsychologie, Elmau.
1976 — Congresso Internacional da ISME, Montreux.
Internacionale Geselschaft für Tiefenpsychologie, Elmau.
1976 — Congresso Internacional da ISME, Montreux.
Internacionale Gesellschaft für Tiefenpsychologie, Ausburgo.
1977 — Congresso AFA, Baden-Baden.
Internacionale Gesellschaft für Tiefenpsychologie, Elmau.
1980 — Congresso da ISME, Varsóvia.
IV Congresso Internacional de Psicomotricidade, Madri.
Congresso para fisioterapeutas, professores de ginástica e desportos do Círculo de Psicologia da Universidade de Louvain-la-Neuve, Bélgica.
1980-81 — Cursos de eutonia em Buenos Aires, Argentina, organizados pela ISME.
1981 — Curso de fim de semana na Musikhochschule, Lübeck, Alemanha.
10 dias de demonstrações no Instituto SAT, Berkeley, Califórnia.
4 dias de demonstrações na Universidade Laval (Departamento de Ritmo e Música), Quebec, Canadá.

BIBLIOGRAFIA ESPECIALIZADA

Alexander, Gerda. *Eutonia — um caminho para a percepção corporal.* São Paulo, Martins Fontes, 1983.
_____. *Eutonie als Grundlage für die rhythmische Erziehung.* Genebra, Instituto Jaques-Dalcroze, 1955.
_____. "La pédagogie de relaxation et de l'eutonie", in *Cahiers de Psychiatrie.* 1962.
_____. "Die Lehre von der entspannung und Eutonie", in *Eutonie 1. Kongress für Entspannung und funktionelle Bewegung.* Heidelberg, Haug, 1964.
_____. "Eutonie", in H. Tauscher, *Rhythmiktherapie.* Berlim, Marholt, 1965.
_____. "Die Bedeutung der Körperbilschulung für die körperliche Erzienhung", in *Atem.* Bad Homburg, Helfer, 1968.
_____. "Eutonie nach Gerda Alexander", in B. Stokvis e E. Wiesenhütter. *Der Mensh in der Entspannung.* Sttugart, Hippokrates, 1971, 3ª edição.
_____. "The Importance of Eutonie (Tension Balance) *in* Music Education", *Australian J. of Music Education,* nº 11, out 1972.
_____. "Eutonie als Verfahren somato-psychologischer Pädagogik, Rehabilitation und Therapie", in H. Petzold. *Psychotherapie und Körperdynamik.* Paderborn, Jungfermann, 1974.
_____. *Eutonie, Ein Weg der körperlichen Selbsterfahrung.* Munique, Kösel, 1976.
Bartussek, A. "Die Beziehung zwischen Körperhaltung und Gesundheit der inneren Organe", in *Eutonie 1. Kongress für Entspannung und funktionelle Bewegung.* Heidelberg, Haug, 1964.

Bertrand, R. "Relaxation, eutonie, éducation physique d'après la méthode Gerda Alexander", in *Éducation Physique et Sport*, set. 1967.
Brieghel-Müller, G. *Eutonie et relaxation. Détente corporelle et mentale.* Neuchâtel e Paris, Delachaux et Niestlé, 1972.
Debelle, P. *Eutonie.* Hermes, Universidade de Louvan, 1968.
Digelmann, D. *La eutonía de Gerda Alexander.* Buenos Aires, Paidós, 1976.
Doury-Ladoun, Y. La pédagogie de relaxation. Exposé technique, Extrait des *Cahiers de Psychiatrie.* 1962.
_____. "Place et limites de la pédagogie de relaxation (eutonie) en médicine du travail", *Excerpta Medica*, n°s 71, 76, 1964.
_____ e Durand de Bousingen, R. "La pédagogie de relaxation de Gerda Alexander", *Revue de Méd. Psychosomatique*, n° 1, 1962.
Farup, B. "Psychologische Tests vor und nach Eutoniebehandlungen von geistesswachen Kindern", in *Eutonie 1. Kongress für Entspannung und funktionelle Bewegung.* Heidelberg, Haug, 1964.
Feldenkrais, M. "Die Körper-Geist-Beziehung. Wegw zur Rehabilitierung", in *Eutonie 1. Kongress für Entspannung ind funktionelle Bewegung.* Heidelberg, Haug, 1964.
Gainza, V. H. de. "Importancia de la eutonía en la formación de los musicos", in *Ocho estudios de psicopedagogía musical.* Buenos Aires, Paidós, 1982.
Glasford, I. A. *Rhythm, Reason and Response for Musician, Pianist and Teacher.* Nova York, Exposition Press, 1970.
Juel-Hansen, K. "Om Eutoni og Afspänding". *Dansk Psykolog Nyt*, 25. aarg., 1971.
Kammerer, Th. *L'eutonie de Gerda Alexander.* Universidade de Estrasburgo.
Kjellrup, M. *Bewusst mit dem Körper leben. Spannungsausgleich durch Eutonie.* Munique, Ehrenwirth, 1980.
Molbech, S. "Die Beziehugen zwischen psychischen und muskulären Spannungen", in *Eutonie 1. Kongress für Entspannung und funktionelle Bewegung.* Heidelberg, Haug, 1964.
Schmitt, O. *Réinvestissement corporel et troubles psychiatriques (activités physiques et relaxation-eutonie, une expérience en groupe avec des malades difficiles).* Estrasburgo, Universidade Louis Pasteur, 1980.
Van Dyk, M. *Eutonisch Ieren leven de bijdrage van Gerda Alexander tot een integral ervaringsgerichte opvoeding.* Universidade Católica de Louvain, 1980.

Impresso na
**press grafic
editora e gráfica ltda.**
Rua Barra do Tibagi, 444 - Bom Retiro
Cep 01128 - Telefone: 221-8317

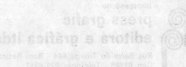

------- dobre aqui -------

ISR 40-2146/83
UP AC CENTRAL
DR/São Paulo

CARTA RESPOSTA
NÃO É NECESSÁRIO SELAR

O selo será pago por

summus editorial

05999-999 São Paulo-SP

------- dobre aqui -------

summus editorial
CADASTRO PARA MALA DIRETA

Recorte ou reproduza esta ficha de cadastro, envie completamente preenchida por correio ou fax, e receba informações atualizadas sobre nossos livros.

Nome: _____
Endereço: ☐ Res. ☐ Coml. _____
CEP: ___-___ Cidade: _____ Estado: ___ Tel.: ( ) _____
Profissão: _____ Professor? ☐ Sim ☐ Não Disciplina: _____

1. Você compra livros:
☐ em livrarias ☐ em feiras
☐ por telefone ☐ por reembolso postal
☐ outros - especificar: _____

2. Em qual livraria você comprou esse livro? _____

3. Você busca informações para adquirir livros:
☐ em jornais ☐ em revistas
☐ com professores ☐ com amigos
☐ outros - especificar: _____

4. O que você achou desse livro? _____

5. Sugestões para novos títulos: _____

6. Áreas de interesse:
☐ administração/RH ☐ comportamento ☐ holismo
☐ corpo e movimento ☐ fisioterapia ☐ educação
☐ saúde ☐ fonoaudiologia ☐ musicoterapia
☐ programação neurolingüística (PNL) ☐ sexualidade
☐ psicologia - qual área? _____
☐ comunicação social - qual área? _____
☐ outras - especificar: _____

7. Gostaria de receber o Informativo Summus? ☐ Sim ☐ Não
8. Gostaria de receber o catálogo da editora? ☐ Sim ☐ Não

Indique um amigo que gostaria de receber nossa mala direta

Nome: _____
Endereço: ☐ Res. ☐ Coml. _____
CEP: ___-___ Cidade: _____ Estado: ___ Tel.: ( ) _____
Profissão: _____ Professor? ☐ Sim ☐ Não Disciplina: _____

Summus Editorial *Pensando em você*
Rua Cardoso de Almeida, 1287 05013-001 São Paulo SP Brasil Tel (011) 872 3322 Fax (011) 872 7476

cole aqui